# ESSAI

N° 172.

SUR

# L'HYGIÈNE DES VIEILLARDS;

THÈSE

*Présentée et soutenue à la Faculté de Médecine de Paris,*
*le* 3 *août* 1830;

PAR I. LAUTOUR-VAUXHÉBERT, de Phalsbourg,
Département de la Meurthe;

DOCTEUR EN MÉDECINE.

---

Remarquez avec soin, en vous observant vous-même, ce qui vous est salutaire et ce qui vous est nuisible : telle est la meilleure méthode pour conserver sa santé, et la meilleure espèce de médecine pratique.

BACON, *Essais de morale et de politique.*

---

A PARIS,
DE L'IMPRIMERIE DE DIDOT LE JEUNE,
Imprimeur de la Faculté de Médecine, rue des Maçons-Sorbonne, n°. 13.

1830.

# FACULTÉ DE MÉDECINE DE PARIS.

*Professeurs.*

M. LANDRÉ-BEAUVAIS, Doyen.

| | Messieurs |
|---|---|
| Anatomie | CRUVEILHIER, *Suppléant.* |
| Physiologie | DUMÉRIL, *Examinateur.* |
| Chimie médicale | ORFILA. |
| Physique médicale | PELLETAN. |
| Histoire naturelle médicale | CLARION. |
| Pharmacologie | GUILBERT. |
| Hygiène | ANDRAL. |
| Pathologie chirurgicale | MARJOLIN, *Examinateur.*<br>ROUX. |
| Pathologie médicale | FIZEAU.<br>FOUQUIER. |
| Opérations et appareils | RICHERAND. |
| Thérapeutique et matière médicale | ALIBERT. |
| Médecine légale | ADELON. |
| Accouchemens, maladies des femmes en couches et des enfans nouveau-nés | MOREAU, *Examinateur.* |
| Clinique médicale | CAYOL.<br>CHOMEL.<br>LANDRÉ-BEAUVAIS.<br>RÉCAMIER. |
| Clinique chirurgicale | BOUGON.<br>BOYER.<br>DUBOIS, *Président.*<br>DUPUYTREN. |
| Clinique d'accouchemens | DENEUX. |

*Professeurs honoraires.*

MM. DE JUSSIEU, DES GENETTES, DEYEUX, LALLEMENT, LEROUX.

*Agrégés en exercice.*

| MM. | MM. |
|---|---|
| Baudelocque. | Dubled. |
| Bayle. | Dubois. |
| Bérard. | Gerdy. |
| Blandin. | Gibert. |
| Bouillaud. | Hatin. |
| Bouvier. | Lisfranc, *Examinateur.* |
| Briquet. | Martin Solon, *Examinateur.* |
| Brongniart. | Piorry. |
| Cloquet. | Rochoux. |
| Cottereau, *Suppléant.* | Sandras. |
| Dance. | Trousseau. |
| Devergie. | Velpeau. |

Par délibération du 9 décembre 1798; l'École a arrêté que les opinions emises dans les dissertations qui lui seront présentées doivent être considérées comme propres à leurs auteurs, qu'elle n'entend leur donner aucune approbation ni improbation.

AUX MÂNES

# DE MON PÈRE.

*Regrets éternels !*

A LA PLUS TENDRE ET LA PLUS CHÉRIE

# DES MÈRES.

*Puisse ce public hommage de mon essai dans la carrière médicale vous prouver de plus en plus mon amour et mon éternelle reconnaissance pour tous les sacrifices que vous n'avez cessé de faire pour mon éducation et mon bonheur.*

# A MES ONCLES.

*Comme un faible témoignage de mon respectueux attachement.*

# A MON FRÈRE.

*Gage de l'amitié sincère qui nous a toujours unis.*

L. LAUTOUR.

# INTRODUCTION.

La médecine, n'ayant pu parvenir à faire exister l'homme au-delà du terme assigné par la nature, dirigea ses vues vers les moyens de le conserver du moins en santé, et de le préserver des différens maux auxquels il est incessamment exposé. Ces moyens constituent une science que les Grecs ont nommée *hygiène* (1).

L'hygiène a donc pour objet la connaissance des choses utiles et nuisibles à l'homme, et, pour but, la conservation de sa santé; mais les choses qui conviennent à un âge, à un sexe, ne conviennent pas toujours à un autre; et ce qu'on avance, en thèse générale, être utile ou nuisible à la santé des hommes, a souvent besoin d'être modifié quand on en veut faire l'application à un cas particulier.

J'ai divisé cette dissertation en deux parties.

La première indique les règles et les moyens de l'hygiène applicables au vieillard en santé : ainsi, l'air qu'il doit respirer, les vêtemens dont il doit se couvrir, les alimens qui lui servent de nourriture, ses diverses excrétions, son travail, son repos, ses veilles, son sommeil, ses sentimens, ses affections et ses passions.

Dans la seconde, j'ai fait l'application de ces diverses rè-

(1) Du grec ὑγιεινή, dérivé de ὑγίεια, *santé*, qui a pour racine ὑγιής, *sain*.

gles aux indispositions et aux maladies les plus communes qui surviennent dans la vieillesse : ainsi, l'asthme, le catarrhe, la goutte, le rhumatisme, les hémorrhoïdes, etc.

J'ai borné là cette dissertation, et me suis abstenu constamment de décrire aucune méthode curative. J'aurais manqué mon but, qui doit se limiter à préciser aux vieillards tout ce qu'il est nécessaire de faire pour la conservation de leur santé, et pour modérer leurs maladies par des pratiques douces et faciles.

Si j'eusse parlé des différences qu'apportent dans la vieillesse les tempéramens, les sexes, les climats, l'inconstance de saisons, les professions, la mauvaise qualité des eaux, des alimens, l'état de richesse ou de pauvreté, etc., il m'aurait fallu une longue suite d'observations recueillies et comparées avec soin.

L'âge de la vieillesse étant celui où tous les genres de douleurs sont plus communs, j'ai cherché les moyens de lui en épargner quelques-uns. Quoique l'homme soit riche alors d'une longue expérience, rarement a-t-il recours à cette sage conseillère.

En exposant, dans cette dissertation, l'emploi qu'on doit faire des règles de cette science, et les avantages que les vieillards en peuvent retirer, on ne m'accusera pas de nouveauté ; je croirai avoir beaucoup fait si je parais m'être ressouvenu des leçons des illustres professeurs de cette École, dont j'invoque l'indulgence.

# ESSAI

SUR

# L'HYGIÈNE DES VIEILLARDS.

## PREMIÈRE PARTIE.

L'HOMME commence à vieillir ordinairement vers sa cinquantième année, c'est au moment où le corps a acquis son dernier accroissement; il dépérit ensuite, mais d'abord d'une manière insensible, et ce n'est qu'à l'âge de soixante ans que l'on s'en aperçoit. Depuis cet âge jusqu'à soixante-dix ans s'étend la vieillesse proprement dite; cependant on voit des individus qui jouissent dans un âge avancé d'une santé ferme, et de l'intégrité de leurs facultés intellectuelles: cela dépend du tempérament, de la force de constitution, d'un état de santé ou de maladie habituelle, du genre d'éducation reçu dans l'enfance, la manière de vivre, ou le genre de travail, les habitudes, le climat, la nature du sol, les passions, etc., etc.

Quoique l'homme à cet âge conserve souvent un esprit sain et une santé parfaite, il voit cependant presque toujours ses forces diminuer ; ses cheveux blanchissent, les sens s'émoussent, les os se durcissent, les articulations contractent plus de rigidité, la peau perd de sa douceur, de sa mollesse et flaccidité; des rides viennent sillonner le front et les joues; c'est alors, dit Horace, que chaque année fait petit à petit sur lui quelque butin.

*Singula de nobis anni prædantur euntes.*
Lib. 2, epist. 2.

A soixante-dix ans se prépare et se développe la caducité; alors les cheveux tombent, la vue s'affaiblit, l'ouïe devient plus dure, et quelquefois disparaît entièrement. Quant au goût, bien loin de disparaître, il semble, au contraire, augmenter chez quelques vieillards de sensibilité, et leur offre encore de douces jouissances, s'ils savent n'en point abuser; les dents se carient, vacillent et tombent; la digestion devient plus laborieuse et plus lente, le pouls devient plus faible, les sécrétions languissent, la nutrition est imparfaite, la contractilité de la vessie diminue, d'où résultent des rétentions d'urine, des incontinences, des calculs urinaires : le tissu cellulaire et les muscles s'affaissent, la graisse se consume, la peau devient sèche, rugueuse, les rides se forment, le toucher devient plus obtus, les solides s'endurcissent, les forces physiques s'affaiblissent et ne se réparent plus en proportion des pertes; les signes de la virilité disparaissent; la plupart des fonctions et des facultés intellectuelles s'anéantissent par degré,s et la décrépitude arrive.

Cette dernière période de la vie commence vers quatre-vingts ans; on ne compte que quelques vieillards qui atteignent cette époque : le corps se courbe et se penche vers la terre; la tête, où il n'y a plus que quelques cheveux implantés çà et là vers l'occiput, vacille; quelquefois un tremblement s'empare de tous les membres; les yeux sont chassieux, larmoyans; les sécrétions sont obtuses, les sens viciés, paresseux, faibles, ou nuls; la vue s'obscurcit, l'ouïe se perd, le goût seul se conserve encore : les dents tombent, la bouche s'enfonce le nez et le menton s'allongent, la face se raccourcit, les alimens sont digérés difficilement; le pouls est obscur et lent; l'intelligence et la mémoire se perdent, la conception est lente, le jugement incertain, la volonté faible, et l'imagination éclipsée; la raison s'égare, l'homme tombe dans l'enfance, et la mort vient bientôt terminer l'existence de cet être accablé sous le poids des années et de nombreuses infirmités.

Ces diverses nuances de la vieillesse ne sont pas constantes; en général, elles sont modifiées par un grand nombre de circonstances qui expliquent pourquoi des individus sont décrépits avant soixante ans, et d'autres ne le deviennent qu'à quatre-vingt-dix. Si quelque chose peut avancer ou retarder le terme de la vieillesse, c'est sans doute le genre de vie, la manière de se vêtir, de se nourrir et d'agir.

Le vieillard ne doit point ignorer qu'il n'a plus les mêmes rapports avec tous les corps de la nature; que leur influence sur lui est modifiée par son âge, et qu'une chose favorable autrefois à son existence peut être pour lui une cause de douleur, d'anxiété ou de mort; s'il apprécie bien son nouvel état, s'il se soumet sagement à l'irrésistible destinée, s'il ne croit plus alors commander à la nature, il vivra longuement, heureux des bienfaits attachés à une bonne santé, et toujours cher à ses proches et à ses amis.

D'après la méthode du célèbre *Hallé*, j'ai divisé ma première partie en six classes, qui renferment les moyens prophylactiques applicables à l'hygiène des vieillards :

La première, comprend les choses dont ils sont environnés (*circumfusa*);

La deuxième, ce qui est appliqué à leurs corps (*applicata*);

La troisième, ce qui est introduit dans leur intérieur (*ingesta*);

La quatrième, leurs évacuations (*excreta*);

La cinquième, leurs actions et leurs exercices (*gesta*);

La sixième, leurs sensations et leurs affections morales (*percepta*).

*Circumfusa.*

L'air atmosphérique, étant un des agens extérieurs qui ont une des plus grandes influences sur l'homme dans la vieillesse, mérite de fixer particulièrement notre attention. Ce fluide étant composé, à l'état de pureté, de 0,21 parties de gaz oxygène, et de 0,79 parties d'azote, plus un atome d'acide carbonique, une petite quantité de vapeur d'eau peut être viciée par différens miasmes délétères s'exhalant de différentes substances végétales ou animales en putréfaction.

L'air agit sur l'homme et les animaux par ses qualités chimiques et physiques; il est d'autant plus nuisible qu'il contient plus de matières hétérogènes, et a d'autant plus d'action sur le vieillard, que celui-ci a les organes respiratoires affaiblis par l'âge, et qu'ils n'ont plus, comme dans la jeunesse, la force de résister aux causes délétères qui peuvent s'y trouver contenues, et qui tendent à troubler leur action.

Le vieillard doit donc éviter particulièrement les lieux où ce fluide éprouve des changemens défavorables, lieux où l'air n'étant pas renouvelé, finit par devenir dangereux; il doit peu fréquenter les salles de spectacles, ou du moins ne pas se placer au parterre, où l'acide carbonique prédomine, à cause de sa pesanteur spécifique; les autres endroits publics; s'éloigner principalement du voisinage des hôpitaux, des marais, des mégisseries. Il convient surtout qu'il se mette en garde contre les brusques variations de l'atmosphère, qui peuvent produire une répercussion vers les organes intérieurs. Le passage subit d'un air chaud à un air froid et d'un air sec à un air humide lui est très-souvent préjudiciable. L'air froid et humide, surtout, est le plus à redouter pour lui, et serait cause facilement de rhumatismes opiniâtres, d'affections catarrhales, scorbutiques, etc.

L'air chaud et très-humide débilite promptement le vieillard, empêche la transpiration, rend la digestion difficile, la respiration laborieuse et ralentit la circulation. Le système nerveux est comme frappé de stupeur, aussi le moindre mouvement est pénible. C'est sous son influence que se développent surtout les fièvres intermittentes et les maladies épidémiques et contagieuses, car il est alors dans la condition la plus favorable à la décomposition des substances végétales et animales; et cet air est en même temps le plus propre à se charger des émanations putrescentes qui en résultent. C'est alors qu'il faut faire du feu dans l'appartement du vieillard; c'est, de tous les procédés, le plus propre à le réchauffer, c'est le plus sûr, le meilleur: rien ne peut le remplacer,

> Il échauffe, il éclaire, il anime le corps.
>
> . . . . . . . . . . . . . . . . . . . . . . .
>
> Il est l'ami des arts, l'agent de la nature,
> Notre hôte, notre ami, notre consolateur.
>
> DELILLE, *poëme des Trois Règnes*

Il change les qualités physiques de l'air, il ranime l'énergie vitale toujours faible chez le vieillard, il en augmente la puissance: mais il est très-dangereux pour le vieillard de dormir devant le feu la tête penchée en avant; elle reçoit, dans cette position, une trop grande masse de rayons de chaleur; le sang y afflue avec plus de force et d'abondance, et l'apoplexie peut en être le résultat.

L'air sec et chaud convient assez au vieillard; il augmente le ressort de toutes les parties, active le jeu des organes, surtout la circulation artérielle et capillaire, et favorise toutes les sécrétions et excrétions.

L'air froid et sec est débilitant s'il est poussé à un trop haut degré; il prédispose aux congestions sanguines, aux phlegmasies de poitrine, aux hémorrhagies; il y a pléthore réelle de tous les organes intérieurs, parce que les pertes sont moindres et les matériaux réparateurs plus abondamment introduits. Alors, il est bon de favoriser le développement d'une réaction propre à lutter contre le froid, au moyen de l'exercice musculaire, au moyen des alimens fibrineux, de boissons fermentées, etc., etc.; on s'oppose à l'enlèvement du calorique de l'économie au moyen de vêtemens chauds.

Les vents, l'air froid et humide du soir et du matin, sont très-nuisibles au vieillard. Le soir, il doit rentrer de bonne heure, pour ne pas s'y exposer. Le matin, il doit attendre pour sortir que le soleil soit levé, qu'il ait fait disparaître la rosée du matin, qui le transit et lui fait éprouver une impression fâcheuse. A ce moment, l'air qu'il respire semble lui redonner une nouvelle vie et toute la force de la jeunesse.

*Saisons.* Suivant l'époque de l'année, l'atmosphère nous présente à considérer quatre époques principales, le printemps, l'été, l'automne et l'hiver, par l'influence qu'elle exerce particulièrement sur la vieillesse.

Le *printemps*, saison chaude, tempérée par des pluies douces, est en général très-avantageux à la santé du vieillard, malgré la variété de sa température. Sa chaleur raréfie ies fluides qui circulent dans les êtres organisés, et les appelle à la circonférence; son humidité ramollit le tissu cutané et dispose à une transpiration facile. Le gaz oxygène, plus abondamment répandu dans l'atmosphère, à cette époque où la végétation devient fort active, dispose toutes les fonctions à s'exercer d'une manière plus agréable, plus énergique. Dans ces heureux momens, le vieillard croit renaître, en éprouvant nombre de sensations assoupies chez lui depuis plusieurs mois. Son imagination. resserrée et rétrécie pendant l'hiver, se développe de nouveau, et l'espérance rentre encore une fois dans son âme.

*L'été*, qui succède au printemps, est moins favorable au vieillard; l'augmentation de la chaleur, qui n'est plus radoucie par les vents et les pluies, raréfie son sang; alors les forces se portent à l'extérieur, une sueur abondante couvre la surface du corps, les fonctions intérieures languissent, et le vieillard est dans un accablement remarquable; c'est surtout vers le milieu de la journée qu'il se ressent de la trop grande chaleur, chaleur, s'il continue à s'y exposer, qui tend continuellement à favoriser la sécrétion de la bile en plus grande quantité qu'en toute autre saison. Dans ce cas, le vieillard doit rechercher l'ombre, en évitant toutefois la fraîcheur et l'humidité, qui l'exposeraient à la dyscinésie par la répercussion de la transpiration.

L'*automne*, peu différent de l'été dans le commencement par son inconstance atmosphérique, et qui à la fin devient froid et humide par la longueur des nuits, est fâcheux à la vieillesse ; car souvent à une chaleur assez forte à midi succède un froid vif qui, au coucher du soleil, fait éprouver des sensations d'autant plus désagréables, que le vieillard n'est pas encore prémuni contre. Aussi, c'est à cette époque que se manifestent les rhumes, qui, en raison des brouillards et du froid, augmentent et se prolongent jusqu'à l'hiver, où ils se transforment en catarrhe par l'asthénie des poumons, qui augmente chaque jour. C'est à cette époque que le vieillard doit se vêtir avec un soin minutieux : alors les vêtemens devraient, pour ainsi dire, être différens pour le matin, dans le milieu de la journée et pour la soirée.

L'*hiver*, qui est ordinairement froid et humide, a une influence aussi fâcheuse sur la vieillesse que la fin de l'automne. Cette saison du sommeil de la nature, diminue tellement l'action de son principe vital, que c'est pour elle le temps de la mortalité. On a observé que l'hiver portait spécialement son action sur la tête ; alors on voit survenir plus fréquemment des apoplexies, paralysies, douleurs de tête, coryzas, etc., etc. Telles sont les influences les plus remarquables que présentent les saisons.

La *lumière* est un des stimulans propres, directs et immédiats de la peau. La chaleur et la lumière solaires contribuent au bien-être de l'économie ; sous leur double influence, les fonctions chez le vieillard s'exécutent plus librement, elles l'excitent modérément, le réchauffent, augmentent le ressort de toutes les parties, activent le jeu de ses organes affaiblis, stimulent doucement la peau, et favorisent toutes les sécrétions et excrétions : aussi le vieillard se rattache, comme le convalescent, avec plus de charme à l'existence, quand un beau ciel s'offre à ses regards. Cependant, il ne doit pas rester trop long-temps exposé aux rayons solaires, surtout quand leur action directe a lieu sur la tête; il peut en résulter un érysipèle, appelé *coup de soleil*, une inflammation des méninges du cerveau, etc. D'un autre côté, la privation totale de la lumière n'est pas moins dangereuse que l'exposition trop grande à l'influence de ce fluide; elle peut amener de fâcheux résultats, tels que l'étiolement, la langueur, l'exaltation de la sensibilité visuelle, la blancheur de la peau, la mollesse des chairs, la perte de l'énergie dans le caractère. Il convient alors de garder un juste milieu : le vieillard doit donc éviter les rayons solaires quand ils seront trop ardens, à l'heure de midi surtout; il fera en sorte que la même partie du corps ne soit pas trop long-temps exposée à leur influence. Il évitera pareillement de rester trop long-temps renfermé, comme le font quelques vieillards casaniers.

*Habitation.* C'est une des causes qui influe le plus, soit avantageusement, soit d'une manière nuisible sur la santé de l'homme âgé. Dans nos climats septentrionaux, une maison bâtie dans un lieu aéré, élevé, sur le penchant d'un coteau regardant le soleil levant, et inclinant légèrement vers le midi, éloignée de marais et de lieux sujets à l'inondation, sera celle que le vieillard devra choisir de préférence. C'est là qu'à l'abri des vents insalubres de l'ouest et du nord, mais recevant en plein l'haleine salutaire des vents de l'est et du sud-est, il n'aura point à redouter ces fâcheux ennemis de sa santé. La maison sera percée de larges fenêtres pour permettre l'entrée de la lumière et de la chaleur, de manière à ce que l'air puisse circuler et être facilement renouvelé. Celle au contraire qu'il devra éviter, est une maison nouvellement bâtie et récemment blanchie et peinte, qui est toujours humide, et qui exhale des vapeurs délétères; celle qui est établie dans le fond d'une vallée au nord d'un grand bois; celle enfin dont les ouvertures l'exposeraient à recevoir l'influence des vents froids et humides de l'automne et de l'hiver.

Il est essentiel que le vieillard ne couche jamais au rez-de-chaussée, parce que l'humidité s'y fait sentir plus qu'aux autres étages. La chambre à coucher devra être élevée ; il importe d'y renouveler tous les jours l'air ; le moment le plus favorable est celui où on fait le lit, parce que le grand air enlève et détache plus facilement les miasmes que la transpiration et la sueur ont appliqués aux linges On fermera les fenêtres de bonne heure, afin que l'air humide et froid de la soirée ne s'y introduise pas, ce qui pourrait nuire à la transpiration. Si on approche de l'hiver, on aura soin de faire du feu dans les appartemens pour les sécher et y maintenir une température douce.

## *Applicata.*

Les agens hygiéniques compris sous le nom d'*applicata* sont : les habillemens, les lits, les soins de propreté, les bains, les lotions et les frictions.

A un âge avancé, lorsque les fibres sont endurcies, que les tissus sont devenus serrés et compactes, il est nécessaire de porter des habits chauds et étoffés, qui conservent plus facilement qu'aucun autre la chaleur animale qui se dégage sans cesse ; ils la concentrent autour du corps en même temps qu'ils excitent plus ou moins son développement. Les tissus de laine et de soie seront préférablement employés pour les vêtemens du vieillard ; ils ont l'avantage d'activer la transpiration, de maintenir sa régularité, et de conserver au corps une portion d'éléctricité animale. Jouissant d'une propriété conductrice moindre que les autres, ils n'ont pas besoin d'être si épais et fatiguent moins par leur poids.

Appliqués immédiatement sur la peau, ces tissus présentent un grand avantage pour les vieillards ; ils les préservent de presque tous les accidens qui résultent des vicissitudes de l'atmosphère, entretiennent la sensibilité de la partie sur laquelle ils sont appliqués, et favorisent la transpiration. On ne saurait trop lui recommander l'usage dans toute les saisons de gilets, de caleçons et même de chemises de flanelle. Ces tissus absorbent promptement la sueur occasionée par une transpiration excitée, et l'empêchent de séjourner sur la surface de la peau, où elle deviendrait nuisible par son refroidissement. Mais ces vêtemens doivent être changés souvent; parce que ces sortes d'habits s'imbibent de sueur qui, se corrompant promptement, exhalent, lorsque le corps est échauffé, des miasmes qui, une fois arrêtés, portent une impression nuisible sur la peau, et peuvent même y occasioner une éruption.

Il est presque inutile de dire qu'il ne doit point s'asservir aux caprices de la mode, et qu'il ne quittera ses habits d'hiver que dans l'été, et seulement dans le milieu du jour. Une précaution qui est de première nécessité pour lui, c'est l'emploi de bas de laine recouverts de chaussons de toile cirée pour priver cette partie de l'humidité qui, sans cette précaution, pourrait déterminer des maux de gorge, d'estomac et des congestions sanguines vers la tête. Il se servira d'une chaussure moelleuse, assez chaude et assez ample pour ne pas gêner le pied.

Les vieillards doivent toujours se tenir la tête dans une température égale. Ils ne doivent point la laisser long-temps découverte, et, quand ils sortent, et pendant la nuit, ils doivent la tenir couverte. Toutefois ils éviteront de tenir cette partie trop échauffée, comme plusieurs personnes en ont la dangereuse habitude; car l'air contenu entre le crâne et les parois du bonnet se raréfie par la chaleur, et le coton et la laine, étant très-mauvais conducteurs du calorique, il s'établit là une véritable étuve qui entretient une abondante transpiration. Ceux qui ont perdu leurs cheveux, et qui sont obligés de porter perruque, doivent la choisir d'une texture légère, seulement assez épaisse pour n'entretenir qu'une douce chaleur. On doit surtout, à cet âge, proscrire cet amalgame informe de poudre et de pommade qui s'oppose à la transpiration de cette partie, et expose quelquefois à des douleurs errantes sur le cou et la peau du crâne, à des céphalalgies et à des insomnies.

La largeur des vêtemens doit être assez grande pour ne gêner ni l'action ni le développement d'aucun organe.

La cravate, vêtement de cou dont l'usage a été, suivant *Percy*, introduit en France en 1660 par un régiment de croates, produit, lorsqu'elle est trop serrée et trop large, une compression des veines et des artères qui détermine des vestiges, des étourdissemens, et cette congestion répétée finit par disposer aux apoplexies foudroyantes. On peut éviter ces inconvéniens, en portant des cravates d'un tissu moelleux, large de quatre travers de doigts, et serrées de manière à ce qu'on puisse librement promener le doigt entre elles et le cou.

Les ceintures de culottes, exerçant une strangulation trop forte sur la partie inférieure du ventre, donnent lieu à des affections hypochondriaques, à des obstructions, des hernies, des hémorrhoïdes, etc. Des pantalons à ceinture large, et soutenus avec des bretelles sont de beaucoup préférables. Il n'est pas moins nécessaire de ne donner qu'un très-léger degré de constriction aux jarretières, qui doivent être élastiques, sans cela on ne tarderait pas à se plaindre de varices et d'engorgemens aux jambes, qui sont si communs chez les vieillards.

*Lits.* Les lits des vieillards ne doivent être ni trop durs, ni trop mous; ils doivent avoir une élasticité un peu résistante. Ainsi, des matelas de laine et de crin sont préférables aux lits de plumes et d'édredon; les premiers procurent un sommeil aussi doux que bienfaisant, le délassement des membres fatigués, et le corps n'en reçoit qu'un degré de chaleur convenable; les seconds excitent une chaleur excessive, entretiennent le corps dans un état presque fébrile, et énervent les forces lorsqu'on a la paresse d'y rester trop long-temps. Le vieillard ne doit rester au lit que le temps qu'il emploie au sommeil (sept ou huit heures). Un repos trop prolongé diminue l'activité des organes. Il ne doit se lever que lorsque la transpiration qui succède au réveil sera terminée; sans cela il s'exposerait à ce qu'elle fût supprimée. Il aura la tête un peu plus élevée que le corps, placé sur un plan légèrement incliné vers les pieds, et les extrémités un peu fléchies pour faciliter le cours de la circulation. Les couvertures devront être moins en rapport avec les saisons qu'avec la température de l'atmosphère.

*Soins de propreté.* On ne saurait trop recommander au vieillard les soins de propreté, c'est un des élémens de la bonne santé ; néanmoins c'est une chose assez souvent négligée par le plus grand nombre. Cette négligence cependant est la cause de diverses affections cutanées qui deviennent si opiniâtres : la matière restée à la surface du corps l'irrite. Il aura donc souvent recours à des lotions d'eau fraîche en été, tiède en hiver ; elle enlèvent les débris de l'épiderme et assouplissent la peau : ces lotions doivent être faites tous les jours sur le visage, le cou, les mains et les pieds. Si les jambes sont disposées aux engorgemens œdémateux, si les pieds sont habituellement froids, on ajoutera à l'eau dont on se servira une décoction légère de plantes aromatiques ou un peu de vin. Il aura soin aussi de se nettoyer la bouche après le repas, pour enlever quelques parcelles de matières alimentaires restées entre les dents, qui finissent par s'y décomposer, faciliter la carie des dents, et donner à l'haleine une fétidité insupportable.

La propreté, tant dans les vêtemens que dans les maisons, empêche les pernicieux effets de l'humidité, des mauvaises odeurs, des miasmes contagieux, qui s'élèvent de toutes substances abandonnées à la contagion.

*Bains.* Les bains chauds et froids ne peuvent convenir aux vieillards : les premiers exposent à des congestions cérébrales, fatiguent les organes, occasionent des sueurs excessives, et, suivant M. *Broussais*, réveillent la goutte, le rhumatisme, la gastrite et mille autres irritations. Les seconds ont des effets non moins nuisibles que les premiers. La faiblesse naturelle du vieillard ne permettant aucune réaction salutaire des principaux foyers de la vie, la chaleur vitale serait promptement anéantie, et des accidens funestes succéderaient à leur emploi.

Le bain tiède est spécialement utile. CELSE a dit : *Calida lavatio, et pueris, et senibus apta est.*

Ce bain n'est ni tonique, ni débilitant; mais il agit de la manière la plus avantageuse, en nettoyant la surface du corps; il enlève les concrétions que la poussière et la sueur accumulent sur la peau. Cette poussière détermine une irritation, qui se manifeste par un prurit désagréable, et peu donner lieu à une foule d'éruptions plus ou moins fâcheuses. La propreté que produit ce bain favorise donc l'importante fonction de la peau, et occasione ainsi un sentiment délicieux de bien-être; il repose les membres fatigués, il produit un sentiment de fraîcheur, sans affaiblir; il donne de la souplesse à toutes les parties, rend plus facile le jeu des articulations.

Lorsque l'on quitte le bain, il est des précautions à prendre. Il faut s'essuyer promptement, et se couvrir avec célérité de vêtemens chauds; car c'est dans ce moment que, la peau étant plus sensible, plus susceptible de recevoir les impressions atmosphériques, il faut redoubler de précautions pour se soustraire à ces impressions. Jamais le bain ne doit succéder immédiatement au repas, la digestion en serait péniblement affectée; le matin et le soir sont les deux temps de la journée les plus commodes pour le prendre. Les vieillards ne doivent pas y rester plus de vingt minutes; cependant cela est relatif à leur degré de forces.

Les lotions partielles sont, comme je l'ai déjà dit plus haut, très-utiles; elles n'ont pas une action aussi forte que les bains, qui affaiblissent toujours, et comme eux elles nettoyent la surface du corps du résidu de la transpiration.

*Frictions.* Sèches et exercées sur toute la surface du corps et devant le feu, les frictions augmentent les bons effets du bain, et sont très-avantageuses au vieillard, surtout lorsqu'elles sont faites avant de se livrer au sommeil, leur effet étant d'imprimer au tissu cellulaire un mouvement d'oscillation, d'y faire circuler les fluides avec plus de force, de les faire abondamment aborder à la périphérie, de faciliter la transpiration. Elles peuvent remplacer jusqu'à un certain point l'exercice.

Les frictions, comme toutes les autres actions exécutées sur la peau, modifient diversement les organes éloignés de cette membrane; ainsi elles émoussent certaines douleurs, procurent le sommeil, et peuvent enfin, chez quelques vieillards encore vigoureux, disposer aux plaisirs de la reproduction, lorsqu'elles sont pratiquées par des personnes de sexe différent. On les pratiquera avec une brosse, une flanelle, un linge chaud pendant quinze ou seize minutes.

### *Ingesta.*

L'exercice de nos fonctions entraîne des pertes continuelles que nous devons sans cesse réparer : la nature nous offre dans le règne organique ces moyens de réparation, et les substances qui jouissent de cette propriété s'appellent *alimens*. Ces substances ne se bornent, chez les vieillards, qu'à entretenir la vie et à réparer ses pertes; elles ne servent plus à son accroissement.

L'emploi bien ou mal réglé des alimens a la plus grande influence sur la durée de la vie et sur la santé habituelle des hommes. Les forces digestives des vieillards étant considérablement affaiblies, et ayant beaucoup perdu de leur énergie, ils devront surtout faire usage d'alimens qui, sous un petit volume, contiennent beaucoup de principes nutritifs. Le goût et l'appétit sont en général les meilleurs guides dans le choix des alimens : il arrive souvent qu'un mets qu'on désire et qui est agréable au goût se digère facilement, fût-il peu sain. *Plutarque* disait avec raison *Optimum condimentum fames est.*

Les heures des repas varient selon les pays et les habitudes; mais il est bon d'observer qu'on ne doit pas manger dès qu'on sort du lit; il faut préparer les organes par un peu d'exercice à bien digérer les alimens. Il serait dangereux pareillement de se coucher immédiatement après un souper plus ou moins copieux; car alors la digestion est ordinairement laborieuse, le sommeil est troublé par des rêves fatigans, et souvent par un sentiment de pesanteur à l'estomac.

Les alimens dont feront usage les vieillards devront toujours être de bonne qualité et faciles à digérer : l'expérience nous apprend que les mets les plus simples sont toujours les meilleurs. Une pareille simplicité ne convient pourtant pas à tous les gens âgés : quelques estomacs ont besoin de plus de variété dans les alimens pour réveiller leur appétit. En général, les vieillards ont besoin d'une nourriture succulente et animalisée ; cependant il est utile qu'ils ne fassent point trop exclusivement usage de substances animales; il est bon qu'ils observent un régime mixte, et qu'ils fassent usage à la fois de substances végétales et animales.

Le genre de préparation des alimens destinés au vieillard exige également une attention plus scrupuleuse; ils seront, en général, bien cuits, légèrement épicés, et les corps gras employés à leur assaisonnement devront être frais.

Disons un mot de quelques alimens en particulier.

*Alimens tirés du règne animal.* La chair des animaux domestiques est celle dont l'homme fait et doit faire un plus grand usage. Comme ils vivent dans l'oisiveté, il en résulte qu'ils acquièrent beaucoup d'embonpoint. Le sexe des animaux influe beaucoup sur les qualités nutritives; les femelles sont ordinairement plus tendres que les mâles, à moins que notre sensualité n'ait fait perdre à ceux-ci par une opération cruelle les attributs de leur sexe : alors les chairs sont tendres, imbibées de sucs graisseux, qui leur communiquent un goût exquis; elles ne répandent qu'une odeur légère, sont de facile digestion et fort nourrissante.

*Quadrupèdes.---Bœuf.* La chaire en est très-nourrissante, digestible, et contient beaucoup de fibrine et d'osmazome; c'est de son ébullition qu'on obtient le bouillon, solution de principes animaux très-nourrissante, et convenant beaucoup aux vieillards, parce qu'elle répare abondamment leurs pertes.

Le *veau* est convenable aux estomacs fatigués des vieillards; il contient beaucoup de gélatine; il est nourrissant et d'une digestion facile.

Le *mouton :* sa chaire est dense et nourrissante; elle est moins succulente quand le mouton passe quatre à cinq ans. C'est un très-bon aliment pour les personnes bien constituées. L'agneau, plus délicat et plus digestible, est aussi moins nourrissant.

Le *cochon* a une chair dense, résistante, difficile à digérer; il ne convient qu'aux personnes fortes et robustes, et le vieillard dont l'estomac est devenu paresseux doit s'en abstenir.

La chair des quadrupèdes sauvages est plus ferme, d'un goût plus exquis, mais aussi bien plus difficile à digérer.

Le *chevreuil* a une chaîr très-délicate, surtout à l'âge d'un an ou dix-huit mois. On prétend que celle des bruns est meilleure que celle des roux.

Le *lièvre* a une chaîr nourrissante, serrée, noire; mais, en général, elle ne convient pas au vieillard, parce qu'elle est difficile à digérer; la chair de levraut et de lapin lui convient mieux.

Le *sanglier* a les mêmes inconvéniens que le cochon domestique.

*Oiseaux.* Les oiseaux domestiques, tels que le poulet, la poule, le chapon, le dindon, ont une chair moins excitante, plus blanche; plus gélatineuse, et convient beaucoup plus au vieillard, surtout dans l'usage habituel, que celle du faisan, du coq de bruyère, d'une grande quantité d'oiseaux d'eau, qui ont tous plus ou moins un arôme, un principe excitant qui les distinguent, et qui caractérisent le gibier.

Les diverses manières d'apprêter les viandes les rendent plus ou moins nutritives et faciles à digérer. Les viandes rôties contenant plus d'osmazome (matière extractive qui donne cette bonne odeur au rôti) et retenant toutes les parties solubles sous formes de croûtes jaunes dorées autour du rôti, sont très-nourrissantes, stomachiques, et conviennent mieux au vieillard. Il en est de même pour les daubes. Les viandes bouillies, qui ont cédé une grande partie de leurs sucs nutritifs, lui conviennent moins.

*Poissons.* Ces alimens sont plus faciles à digérer que ceux fournis par les autres animaux, mais aussi ils nourrissent beaucoup moins sous un même volume. Les poissons de rivière sont plus agréables au goût que les poissons de mer : les premiers sont très-légers et d'une facile digestion, surtout la truite, le brochet, la perche, le barbeau et la loche; la carpe, la brême, la tanche, l'anguille, la lamproie ne partagent point ces avantages; leur chair est lourde et bien plus difficile à digérer.

Les poissons de mer les plus digestibles et les meilleurs pour les vieillards sont : le merlan, l'éperlan, la limande, le rouget; la sole est plus compacte, mais aussi digestible; la raie est dure et compacte. peu digestible pour certains estomacs. Parmi les poissons de mer. ceux qui sont salés doivent être rejetés par les personnes avancées en âge, parce qu'ils sont fatigans pour leurs estomacs. Les huîtres crues et fraîches sont très-nourrissantes, elles excitent l'appétit; cuites, elles deviennent difficiles à digérer; trop salées, elles sont excitantes. Les vieillards doivent bannir de leur table les moules, qui, par leur usage, peuvent occasioner des éruptions à la peau, des vomissemens, des convulsions, etc. : les autres coquillages sont aussi excitans; ils ont une chair ferme et savoureuse : leur usage doit être modéré.

Les *œufs*, le *lait* et le *fromage*, alimens tirés de substances que l'on peut regarder comme transitoires du règne animal au règne végétal, doivent trouver leur place ici : ce sont les œufs des gallinacées dont on se sert le plus ordinairement. C'est un bon aliment pour le vieillard, et il est d'une digestion facile, lorsque, soumis à une coction modérée, il passe à l'état laiteux : l'œuf plus cuit se durcit, et devient plus difficile à digérer; il nourrit beaucoup, et fournit peu de matières excrémentitielles. Le lait, qui est la première nourriture de l'enfance, quoique d'une digestion facile, ne convient plus au vieillard, et peut lui occasioner tantôt la constipation, tantôt la colique et la diarrhée. Le fromage, lorsqu'il est frais, ne peut entraîner aucun inconvénient; mais lorsqu'il est passé, il devient excitant, et on ne doit en user que sobrement.

*Alimens tirés du règne végétal.* Les végétaux fournissent aussi d'excellens alimens aux vieillards; les plus usités sont les graminées; la fécule y est en grande abondance, et elle y est toujours associée avec le gluten, le sucre, l'albumine, des résines, des sels, des mucilages, etc. Ces plantes sont très-nourrissantes, mais celle qui l'emporte, avec raison, sur toutes les autres, c'est le blé; avec cette graine on prépare un aliment qui fait la base de la nourriture des Européens: c'est le pain, qui, lorsqu'il est bien cuit, léger, blanc, est digéré avec facilité par les estomacs les plus paresseux.

La plupart des plantes qui ont pour base le mucilage et la fécule verte sont d'une digestion si lente, qu'elles demandent, pour que le vieillard en tire quelque avantage, à être assaisonnées. Elles sont peu nourrissantes; elles conviennent particulièrement aux vieillards pléthoriques, irritables; associées aux fécules, elles conviennent parfaitement aux tempéramens bilieux, nerveux. Bien que la base des alimens que je viens de décrire soit le mucilage, il entre dans leur composition certains principes qui différencient leurs effets. La plupart des alimens mucilagineux se mangent cuits dans l'eau, qui les débarrasse ordinairement de leurs principes âcres aromatiques; les mucilagineux ne doivent être assaisonnés qu'avec du sucre, du lait ou du beurre, pour qu'ils ne perdent pas toutes leurs qualités douces, qui en font la base.

*Fruits.* Ils sont composés ordinairement de mucilage, d'acide pectique (gelée végétale), de sucre, d'eau, des acides malique, acétique, citrique, tartarique, oxalique et gallique; ils sont, en général, rafraîchissans, et le sont en raison de la quantité d'eau qu'ils contiennent et de l'acide uni à leur suc. Les vieillards doivent choisir de préférence les fruits bien mûrs, doux, dans lesquels la matière sucrée prédomine; ils sont plus nourrissans, plus faciles à digérer que les autres. Ils ne doivent en user que sobrement; c'est pendant les saisons et dans les climats où la nature les produit que les divers fruits doivent être mis en usage, et, dans leur choix, le plaisir et le goût sont d'aussi bons guides que l'expérience du médecin. La coction des fruits, soit simple, soit dans l'eau et le sucre, les rend plus faciles à digérer; elle détruit la dureté de leur parenchyme. La préparation des fruits en gelée les rend agréables, sains et légers.

*Assaisonnemens.* Ce sont des préparations solides ou liquides qu'on mêle aux alimens pour en relever la saveur, en changer la nature. Ces substances, lorsqu'on les prend dans des mesures conformes aux lois de l'hygiène, ont la propriété de rendre la digestion plus prompte en stimulant la membrane muqueuse de l'estomac, et en augmentant sa circulation capillaire et la sécrétion de ses fluides acides ou muqueux, et deviennent de la plus grande utilité chez le vieillard, chez lequel les propriétés vitales veulent être excitées continuellement. Un des assaisonnemens le plus en usage est l'hydrochlorate de soude (sel marin) : il rend les mets plus sapides, il aide puissamment à la digestion ; mais il faut en user modérément, surtout les vieillards en proie aux affections cutanées. Les diverses épices, telles que le poivre, la muscade, la cannelle, le gingembre, etc., excitent la soif, et peuvent susciter un petit mouvement fébrile chez les personnes âgées, si elles n'en usent pas sobrement. Le vinaigre est généralement nuisible aux vieillards; il n'en est pas de même du sucre, qui favorise la dissolution de certains alimens chez les estomacs débiles.

*Boissons.* Les boissons sont des liquides que nous introduisons dans notre estomac pour étancher la soif ou stimuler nos organes. On peut les diviser : 1°. en non fermentées et rafraîchissantes, comme l'eau ; 2°. en fermentées simples, comme le vin, le cidre ; 3°. en fermentées distillées ou alcoholiques, comme l'eau-de-vie, le rhum ; 4°. et les non fermentées et aromatiques, comme le café et le thé.

*L'eau*, cette boisson si salutaire, étanche la soif, facilite le mélange des alimens avec les sucs gastriques, et répare les pertes des liquides ; mais elle ne peut pas suffire aux vieillards, dont les forces digestives sont toujours dans un état de faiblesse plus ou moins grande, et ont besoin d'être stimulées. Il en est de même des autres boissons aqueuses.

Le *vin* est, sans contredit, la plus utile aux vieillards parmi les boissons fermentées. La gaîté que produit le bon vin, pris modérément, est le résultat du sentiment de bien-être, d'activité, de vigueur, que le cerveau perçoit dans tous les organes, bien-être auxquels participent également les fonctions de ce viscère ;

> Mais comme les plaisirs le vin a ses dangers ;
> Souvent on paya cher ses charmes passagers.

*Platon* disait que le vin était *le lait des vieillards :* assertion vraie, mais qu'il ne faut pas cependant prendre à la lettre ; il convient de faire un choix parmi les différentes espèces de vin. Les vins dont l'usage est le plus salutaire aux vieillards sont ceux de Bourgogne, de vieux Bordeaux, du Rhin ; ceux qui tiennent le milieu par leurs qualités excitantes entre ceux du Midi et ceux du Nord, tels que les vins du Clos de Vougeot, de la Romanée, de Chambertin, de Volney, de Pomard, de Beaune, de Nuits, de Vosne, etc., etc. : tous ces vins, mêlés avec une certaine quantité d'eau, font la boisson la plus saine et la plus agréable dont on puisse faire usage pendant le repas.

Les vins doux, tels que ceux de Lunel, de Frontignan, ne conviennent pas aux vieillards qui ont l'estomac faible et digèrent lentement, parce qu'ils *empâtent,* dit-on vulgairement, et ôtent l'appétit ; comme ils contiennent des matières fermentescibles, ils peuvent occasioner des aigreurs.

Le vin vieux, éminemment tonique, les vins de Malaga, d'Alicante, de Rota, le muscat, le Madère, le Tokai peuvent être donnés avec avantage aux vieillards pour ranimer des organes languissans, pour activer les sécrétions et les excrétions; mais il ne faut pas en user quand ces organes sont attaqués d'irritation.

La *bière* légère et bien brassée est, après l'eau et le vin, la meilleure boisson; la blanche est préférable à la rouge. Prise modérément, elle est salutaire, nourrissante et moins spiritueuse que le vin : celle qui n'est pas bien brassée, qui tient de la levure en suspension, occasione des coliques avec des dégagemens de gaz, la dysenterie, et quelquefois l'ischurie.

Le *cidre*, lorsqu'il est fort, et ce qu'on appelle vulgairement en Normandie *gros cidre*, produit à peu près les mêmes effets que le vin : il stimule les organes assez fortement, et peut, dans certains cas, enivrer autant que le vin. Le cidre appelé *mitoyen* est préférable; il est très-sain, il excite beaucoup moins que le premier, qu'on ne peut boire qu'en petite quantité.

Les vieillards qui n'ont jamais fait usage de boissons alcoholiques doivent s'en abstenir; ceux qui en font journellement usage doivent préférer un alcohol sec, comme l'eau-de-vie ou le rhum, dans le but d'aider l'estomac à se débarrasser d'alimens dont il est surchargé, aux liqueurs qui ajoutent encore des substances nutritives à cet organe, dont il abonde déjà trop.

Le *café* et le *thé* sont, parmi les boissons non fermentées aromatiques, les plus usitées. Le premier active les facultés digestives, accélère la circulation, toutes les sécrétions, et surtout la sueur; il chasse le sommeil, rend les idées nettes et faciles, donne de l'éloquence, de l'agilité, et, dans quelques cas, active les organes génitaux; mais il ne développe cette activité qu'au détriment de la vie. La prostration où l'on tombe et d'autant plus profonde que la surexcitation a été plus vive. Il est, pour beaucoup de personnes qui ont l'habitude d'en prendre, un véritable besoin; il leur serait souvent dangereux d'en discontinuer l'emploi : ces personnes-là doivent être très-reservées dans son usage. Les vieillards qui n'en ont jamais pris doivent continuer à s'en abstenir, car il ne peut que leur être nuisible. Le café convient surtout dans un temps froid et humide.

Le second, moins usité que le premier, offre peu d'avantage au vieillard, et a le grand inconvénient d'affaiblir les organes gastriques d'être pourvu d'une action narcotique funeste, qui occasione des tremblemens et la cohorte innombrable des spasmes.

*Excreta.*

Dans cette classe se trouvent les produits des excrétions habituelles de l'économie, telles que l'exhalation cutanée, la sécrétion du mucus nasal, de la salive, l'excrétion des matières fécales et celle de l'urine.

La suppression ou l'irrégularité d'une ou de plusieurs évacuations naturelles signalent ordinairement un dérangement dans l'économie et sont souvent le prélude d'une maladie grave. Il importe donc beaucoup d'en surveiller le cours, surtout à un âge où les organes, affaiblis, n'agissent plus qu'avec lenteur, et où leurs actions débiles se dérangent très-facilement.

*Transpiration.* Il est tant de maladies qui ne reconnaissent pour cause que la suppression de la transpiration, qu'on doit éviter avec attention toutes celles qui peuvent déranger cette excrétion ; ainsi les affections tristes de l'âme, les variations subites de l'atmosphère, le froid humide, les alimens difficiles à digérer, etc., etc. Un des meilleurs moyens de favoriser la transpiration est de pratiquer des frictions sèches, particulièrement sur la colonne épinière, porter des vêtemens de flanelle sur la peau et se livrer à un exercice modéré. Dans le cas, au contraire, où la transpiration est trop abondante et amène un épuisement nuisible, de légers toniques, un exercice très-modéré, des lotions aromatiques pourront rétablir cette excrétion dans de justes proportions.

*Perspiration pulmonaire.* Fournie par la membrane muqueuse respiratoire, la matière de la perspiration pulmonaire est à peu pres semblable à celle de la transpiration cutanée. Par une température chaude, la perspiration pulmonaire diminue et celle de la peau augmente; de même, par une température froide, elle augmente pour suppléer à la perspiration cutanée, qui diminue sous l'influence de cette température. De là la fréquence des catarrhes pulmonaires en hiver; c'est peut-être là aussi une des causes qui rendent ces maladies si fréquentes et si difficiles à guérir chez les vieillards; aussi doivent-ils éviter avec le plus grand soin le froid, les lieux où il se fait de grands rassemblemens, et enfin tout ce qui peut altérer et déranger les fonctions du poumon.

*Mucus nasal.* Les vieillards se mouchent généralement beaucoup; les matières muqueuses qu'ils rejettent par le nez, auxquelles se mêlent les larmes qui descendent par les conduits lacrymaux et le canal nasal, doivent être expulsées toutes les fois que le besoin s'en fait sentir; mais on ne doit pas solliciter cette excrétion sans une indication particulière. La plupart des vieillards emploient ordinairement le tabac pour favoriser cette excrétion, substance qui a l'inconvénient de détruire la sensibilité de la membrane pituitaire et d'émousser ainsi le sens de l'odorat. Cependant ceux qui en ont l'habitude, s'étant fait une espèce d'exutoire vers le nez, ne peuvent y renoncer sans danger; mais il faut en prendre rarement et en petite quantité à la fois; il peut alors être utile; il produit une excitation naturelle, et a l'avantage de diminuer l'impression des mauvaises odeurs.

*Salive.* Les vieillards, et surtout ceux qui n'ont point de dents, ne doivent point prodiguer et rejeter la salive qui humecte habituellement la bouche; cette liqueur est nécessaire pour activer l'action, toujours faible, de l'estomac, et pour faciliter le mélange intime des alimens, qui sans cela seraient mal digérés et ne pourraient réparer leurs forces. Quelquefois le vieillard rend le matin beaucoup de crachats muqueux; cette expulsion est fort utile, en ce qu'elle débarrasse la poitrine d'une matière qui pourrait l'engouer fortement : ils ne doivent point avoir recours pour cette expulsion, comme le prétendent beaucoup de gens du monde, à la fumée du tabac, qui augmente l'action de la membrane muqueuse de la bouche et des glandes salivaires, ce qui occasione de grandes pertes de salive, fluide éminemment récrémentitiel, et rend la digestion plus pénible et moins parfaite. Dans quelques cas, fort rares, le tabac pourrait être de quelque utilité; les habitans des pays froids et humides, d'une constitution lâche et molle, peu irritable, peuvent en user sans danger; il a aussi l'avantage de chasser l'ennui et d'agir un peu comme narcotique.

*Excrétion des matières fécales.* La constipation, qui a ordinairement pour cause la vie sédentaire, l'usage d'alimens échauffans, l'excès de vins généreux, de liqueurs alcoholiques, de médicamens âcres, narcotiques ou astringens, est assez commune chez les vieillards et, dans beaucoup de cas, est chez eux l'effet ou le symptôme de diverses maladies aiguës ou chroniques; un grand nombre cependant ne jouissent d'une bonne santé qu'autant qu'ils sont un peu constipés. En général, pour que cette constipation ne leur soit pas nuisible, il faut qu'elle ne se prolonge pas au-delà de deux ou trois jours : trop durable, les fonctions du cerveau et des nerfs sont diminuées; l'irritabilité et la contractilité intestinales sont alors fort obtuses chez eux : si donc les matières stercorales ne sollicitent plus leur évacuation, elles s'accumuleront, se durciront, et ne pourront plus être expulsées qu'avec des efforts considérables ou à force de lavemens. Les moyens de prévenir ces accidens, et lorsque la constipation est légère, sont d'avoir recours aux légumes relâchans, aux viandes peu faites, comme celles de veaux, de jeunes animaux, et d'éviter tout ce qui pourrait irriter le tube intestinal et particulièrement le rectum. Dans les cas où les vieillards, au lieu d'être tourmentés par la constipation, le sont, au contraire, par la diarrhée, ils doivent se hâter d'y remédier, en évitant d'abord tout ce qui peut tendre à les relâcher encore davantage : l'usage de vins nouveaux, d'alimens de difficile digestion, une température froide et humide, qui diminue la transpiration, peuvent donner lieu à la diarrhée; ils ne doivent user que d'alimens toniques et restaurans, et modérer l'activité de leur appétit : les potages, les œufs frais, la chair rôtie ou grillée de mouton, de poulet, les poissons d'eau douce, les gelées animales et végétales, le pain bien levé, un peu de vin de Malaga ou de Madère, doivent composer leur régime. Dans tous les cas, il faut rechercher soigneusement la cause du relâchement et la combattre le plus tôt possible, pour éviter l'extrême débilité qui en est la suite inévitable lorsqu'il se prononce.

*Excretion des urines.* L'excrétion des urines est indispensable au maintien de la santé : lorsqu'elles sont retenues long-temps dans la vessie, celle-ci se gonfle; on sent une tumeur circonscrite à l'hypogastre, dont la pression est douloureuse et suivie du désir d'uriner : les lombes sont aussi douloureuses; l'inflammation, la gangrène, la paralysie peuvent en résulter. Les vieillards y sont surtout sujets, parce que chez eux la vessie a peu de ressort; il est donc essentiel pour eux d'obéir à la nature lorsqu'elle commande de rendre les urines. Pour en favoriser l'excrétion, il suffit de faire un léger exercice, de rester peu au lit, de prendre, surtout en été, des boissons délayantes acidules; il faut éviter de solliciter la sueur, car après des sueurs abondantes l'urine est en moindre quantité et moins fluide. La sécrétion urinaire supplée en grande partie au défaut de la perspiration cutanée et pulmonaire.

## *Gesta.*

Les agens hygiéniques renfermés dans cette classe sont, le sommeil et la veille, le mouvement et le repos.

*Sommeil et veille.* Le sommeil, pris avec mesure, est la source réparatrice du système nerveux ; c'est la suspension des fonctions de relation, comme la veille est leur exercice. Il doit être complet, pris à des heures convenables, et ni trop court ni trop long. Les vieillards devront éviter de se livrer à de trop grandes veilles ou à un sommeil trop prolongé : des veilles trop grandes énervent le corps, le jettent dans une lassitude d'autant plus grande qu'on a plus mis en jeu l'exercice des organes, et qu'on a répété plusieurs fois cet état d'exercice forcé ; lorsque le sommeil est trop court, le cerveau, fatigué par l'exercice de la veille, n'a pu réparer ses pertes ; alors cette lassitude l'empêche de pouvoir se livrer avec fruit au travail ; les idées sont confuses et embarrassées ; les sensations sont pénibles, les mouvemens difficiles et fatigans, etc. Par un sommeil trop prolongé, au contraire, le corps prend un embonpoint qui s'oppose au libre exercice de ses fonctions ; l'énergie des facultés cérébrales diminue ; la pensée ne jaillit plus du cerveau, plongé dans une espèce de torpeur ; le moindre exercice fait éprouver la lassitude la plus profonde ; les fonctions de relation semblent frappées d'engourdissement, et comme les viscères jouissent du privilége d'être infatigables et de continuer leurs travaux, toute l'existence de l'individu se réduit bientôt aux fonctions assimilatrices.

Le vieillard doit toujours choisir la nuit pour se livrer au sommeil, se coucher de bonne heure et se lever matin. Un sommeil paisible, profond et d'une durée de sept à huit heures, répare les forces épuisées ; les organes recouvrent la faculté d'agir de nouveau : le sommeil bienfaisant répand un tel charme sur l'économie, qu'au réveil on éprouve un sentiment général de bien-être et de quiétude ; les membres sont aptes à l'exercice, les sens reçoivent avec volupté les impressions des objets. L'œil du vieillard revoit avec délice les rayons du soleil levant et les beautés de la nature ; le doux murmure que font entendre les êtres qui s'éveillent, le parfum suave des fleurs le réjouissent, et semblent lui donner une nouvelle vie. Le sommeil de jour ou après le repas n'est pas salutaire pour le vieillard, il le jette bientôt dans une mollesse et une indolence ignobles ; il le rend lourd, paresseux, peu propre aux travaux de l'esprit et à l'exercice du corps. On a pensé qu'il favorisait la digestion ; mais, si l'on remarque qu'on s'éveille ordinairement avec la bouche pâteuse lorsqu'on s'est ainsi laissé prendre au sommeil après le repas, on conviendra qu'il est plus avantageux de s'en abstenir : le sommeil du jour empêche d'ailleurs celui de la nuit, et cette raison seule devrait le faire éviter.

*Mouvement et repos.* Le premier effet de l'exercice est de déterminer dans l'organe même qui est le siége du mouvement une espèce d'excitation qui détermine l'afflux de fluides destinés à entretenir la vie et l'action dans ces organes. L'innervation, la circulation et les organes qui les exécutent, reçoivent donc les premières influences de l'exercice ; ces agens de vie et de réparation augmentant directement d'activité dans l'organe en exercice, y développent un surcroît de chaleur et de nutrition lorsque l'exercice est souvent répété. Ainsi l'exercice, toutes les fois qu'il ne sera pas porté jusqu'à la fatigue, sera toujours utile à la santé des vieillards, et c'est avec raison que Cicéron a dit : *Potest exercitatio et temperantia etiam in senectute conservare aliquid pristini roboris.* ( *De Sen.*, *cap.* 10. )

Mais l'exercice devient-il excessif, les pertes que le corps éprouve sont très-considérables, et hâtent la marche de la vieillesse. Dans un âge avancé, les organes agissent avec trop de lenteur, ils réparent trop difficilement leurs principes de vie, leur chaleur naturelle pour qu'on puisse les forcer sans inconvénient à des exercices qui ne sont propres qu'à la jeunesse. Tous les exercices ne leur seront pas également convenables : ils devront choisir, en général, les plus propres à exercer tous les membres sans trop les fatiguer. Sous ce rapport, le plus salutaire pour fortifier les jambes, entretenir le jeu des articulations, est une promenade à pied, en plein air, dans des lieux champêtres, dans un jardin couvert de plantes et de fleurs diverses ; l'air embaumé des parfums qu'elles dégagent, en pénétrant dans les poumons, semble renouveler la vie en stimulant l'action de tous les organes.

La promenade en voiture offre aussi de grands avantages : elle facilite l'assimilation d'une plus grande quantité de matériaux sans occasioner de pertes ; elle convient particulièrement au vieillard débile, ou que des infirmités empêchent de marcher. Un des bons effets de cet exercice est le renouvellement continuel de la masse d'air et la distraction qu'il procure. L'équitation ne peut convenir qu'aux vieillards peu chargés d'embonpoint, peu pléthoriques ; l'équitation au pas est la seule allure qu'ils peuvent se permettre ; l'allure la plus douce, après celle-ci, est l'amble, si le cheval y est dressé.

Lorsque le temps, la saison, ou des circonstances particulières ne permettent pas aux vieillards de sortir, ils devront ne pas négliger de s'exercer dans l'intérieur de leurs maisons. Ils doivent prendre un exercice modéré avant le repas, l'appétit en deviendra meilleur, plus vif, et la digestion plus rapide ; au contraire, si on se livre à un trop long repos avant de se mettre à table, la digestion sera lente et pénible, la respiration oppressée, la tête lourde et pesante, le ventre paresseux et l'intelligence muette. Un exercice modéré après le repas rend pareillement la digestion plus facile, l'accélère, et procure un état de bien-être général.

Le repos doit succéder au mouvement. Au bout d'un certain temps, les organes se fatiguent, et ressentent le besoin de repos ; ils éprouvent l'incapacité d'agir, un sentiment de faiblesse invincible ; c'est à ce moment qu'il convient donc de s'y livrer, mais ce repos doit être modéré, et pris seulement comme délassement : un repos durable ralentit la digestion et la rend pénible, la circulation est retardée, la respiration se fait plus lentement, la perspiration cutanée est diminuée, les muscles deviennent mous, pâles et lâches, leur contractilité s'affaiblit au point qu'ils entrent péniblement en action, et se lassent par le moindre exercice ; bien plus, ils s'affaissent sur eux-mêmes. Le tissu de nos organes est en effet plus lâche et plus mou, et si le tissu cellulaire se charge de graisse, ce n'est là qu'un embonpoint atonique qui avoisine l'état maladif.

*Percepta.*

Les percepta contiennent l'hygiène des sens externes et celles des organes encéphaliques.

Les sens externes sont au nombre de cinq : le toucher, le goût, l'odorat, l'ouïe, la vue. Ils sont destinés à avertir l'homme de ce qu'il doit fuir ou rechercher. Leur usage commun est de recevoir et de renvoyer au cerveau des impressions propres à lui faire juger les qualités des corps de l'univers. Les modifications apportées à la sensibilité, selon la structure et le nombre des tissus qui composent un organe, produisent les sensations. Les sens ou organes immédiats des sensations chez les vieillards, comme toutes les autres parties, ont subi des changemens considérables apportés par l'âge.

*Sensations. — Toucher.* Le toucher, qui est le tact aidé de la locomotion, est spécialement la main; c'est un des sens qui ont le plus perdu chez le vieillard. La sécheresse et l'état écailleux de la peau, la consistance comme cornée de l'épiderme, la roideur et le défaut d'humectation des articulations des doigts et de la main, l'affaiblissement de la sensibilité générale de laquelle le toucher dépend, toutes ces causes expliquent facilement l'imperfection de ce sens. Après l'exercice continuel du toucher, les précautions à prendre pour conserver la finesse de ce sens sont : la propreté, les lotions, les bains tièdes, les vêtemens qui nous garantissent de l'impression des corps extérieurs, et particulièrement les gants; enfin, l'éloignement de tout exercice capable d'épaissir l'épiderme.

*Goût.* Le goût, dont l'usage est de faire apprécier au cerveau la composition intime des corps, est, de tous les sens, avons-nous déjà dit, celui qui conserve le plus d'activité dans la vieillesse. La nature nous indique elle-même dans quels instans et sur quels objets nous devons exercer le sens du goût, puisque le plaisir suit cet exercice pratiqué dans les circonstances convenables. Il faut arrêter toute son attention sur chaque sensation que nous fournit le goût, et n'en être distrait par rien. C'est au moins le moyen qu'emploient ces gourmets qui non-seulement reconnaissent les vins de chacun des terroirs différens, mais encore distinguent la saveur particulière qui caractérise la production d'un côteau, d'une récolte. Après l'exercice de l'organe du goût, les précautions qu'il faut prendre, pour maintenir ce sens dans l'état le plus convenable à ses fonctions, sont l'abstinence de tout ce qui peut altérer l'organe; ainsi les alimens trop chauds, l'excès de liquides acides, de boissons fermentées ou alcoholiques, d'aromates, d'épices, et les alimens âcres. Cependant les corps sapides et savoureux conviennent mieux au vieillard que les corps insipides ou peu sapides, car ils excitent fortement le goût, les organes digestifs, et souvent les systèmes circulatoires et nerveux, et sont digérés avec une bien plus grande facilité.

*Odorat.* Le sens de l'olfaction ne se borne pas à apprécier les qualités de l'air qui doit servir à la respiration, il prête encore son aide au goût pour l'appréciation des alimens, et ajoute aux jouissances de celui-ci. Les effets de l'exercice bien dirigé de l'odorat sont le perfectionnement de ce sens. Les odeurs fortes émoussent l'odorat, et peuvent enflammer la membrane pituitaire; aussi le vieillard ne doit en user que fort rarement. Le tabac émousse l'odorat en épuisant la contractilité de la membrane pituitaire, cependant il ne blase pas ce sens comme les odeurs fortes. C'est sur les parfums de la nature, et lorsque les premiers rayons du soleil levant dissipant la rosée en vapeurs légères, l'air chargé des émanations des fleurs, et faisant éprouver des sensations agréables, que l'odorat doit être exercé. Il fournit alors au vieillard de bien douces jouissances, il lui rappelle de tendres souvenirs. Au sein de cette atmosphère embaumée, ses idées sont plus riantes, elles brillent de plus d'éclat; quelquefois une douce mélancolie s'empare de son âme, et il tombe dans une contemplation ravissante. C'est pour lui le bonheur, si le bonheur est sur la terre. Le vieillard ne doit jamais laisser de fleurs odoriférantes dans sa chambre à coucher pendant la nuit, elles peuvent lui occasioner des douleurs de tête, des convulsions.

*Ouïe.* L'audition est un des sens qui procure à l'homme les jouissances les plus grandes et les plus innocentes. L'exercice naturel de l'ouïe est celui qui n'expose ce sens ni aux sons trop intenses, ni aux sons trop faibles ; l'homme doit s'habituer à un bruit modéré. Le son comparé ou la musique est un moyen agréable au vieillard d'exercer son oreille ; il a une influence marquée sur toutes les passions et sur toutes les affections morales. Le vieillard doit donc fréquenter les concerts, s'entourer souvent de musique ; ce qui lui procurera un délassement agréable, et lui fera oublier ses peines et ses chagrins. Si l'exercice difficile de l'ouïe, connu sous le nom de dysécie ou surdité incomplète chez le vieillard, ne dépend pas de l'accumulation ou de l'endurcissement du cérumen dans le conduit auditif, l'hygiène et la thérapeutique offrent alors peu de ressource. Cependant la prothèse hygiénique possède encore certains moyens de faciliter l'exercice de l'ouïe, tels sont les cornets acoustiques, dont l'imperfection tient à ce qu'on ne peut obtenir des sons qui soient à la fois forts et distincts. C'est pour surmonter cette difficulté que M. *Itard* a fait de nombreux essais, au moyen desquels il est parvenu à donner, par la composition et la forme de ses cornets, un peu plus de netteté au son sans lui ôter de son intensité.

Pour que l'ouïe se conserve intacte chez le vieillard, l'oreille ne demande d'autres précautions que d'être débarrassée du cérumen et de la poussière qui quelquefois s'y accumulent et qui, lorsqu'ils sont abondans, peuvent causer la surdité. L'extraction de ces matières se fait avec un cure-oreille ordinaire ; si elles sont trop compactes, il faut préalablement faire des injections d'eau tiède.

*Vue.* L'œil est de tous les sens celui qui se ressent davantage de l'accumulation des années. L'image des objets souvent n'est plus transmise que d'une manière plus ou moins parfaite : alors il convient au vieillard de se servir de lunette ; il n'en doit faire usage cependant que lorsque le point de vue commence à s'éloigner, que lorsqu'il place instinctivement les objets à une plus grande distance, afin de les mieux apercevoir; que lorsque, pour les voir, il les approche tout à fait de la lumière; enfin que lorsqu'après le moindre exercice ses yeux deviennent impropres à exercer leurs fonctions. C'est ce qu'on appelle alors *præsbytie* : elle est due au trop peu de force de réfringence de l'œil, à l'impuissance où il se trouve de rapprocher assez les rayons lumineux pour qu'ils forment sur la rétine le sommet du cône dont la base est à l'entrée de l'œil. Cette impuissance est une faiblesse réelle, une espèce d'atrophie de l'œil, principalement attribuée à la diminution de ces humeurs.

Les lunettes qui conviennent au præsbyte sont des lunettes à verres convexes; elles augmentent la convergence des rayons. Si les yeux præsbytes sont en même temps doués d'une trop grande excitabilité, on devra se servir de lunettes colorées en bleu ou en vert, que l'on quittera pour s'accoutumer à la lumière ordinaire, toutes les fois que l'on ne sera pas exposé à une clarté trop vive. On ne peut rien indiquer de positif relativement au degré de convexité des lunettes : la personne qui en fait le choix pourra elle seule déterminer le point visuel de son œil, et choisir les verres qui lui feront distinguer les objets avec plus de netteté. Le vieillard, pour ne pas augmenter l'altération de la vision, devra éviter les lumières trop vives, la contemplation d'objets de couleurs trop éclatantes, la lecture ou le travail trop prolongé à la lumière artificielle ; enfin tout ce qui peut exciter fortement la vue.

*Passions.* Les passions donnent à l'homme la conscience et le sentiment de son existence ; mais pour vivre en santé, pour jouir de toute la plénitude de ses fonctions, pour être heureux enfin, il faut qu'il en règle le nombre, la force et l'énergie : trop multipliées, trop actives ou mal dirigées, elles troublent l'organisation physique, bouleversent la puissance morale, et causent des maux aussi fâcheux que nombreux.

La vie serait un présent bien doux, si, exempte d'amertume, elle pouvait couler perpétuellement dans le plaisir : mais celui-ci ne peut être continu ; plus ou moins répété, il balance la peine avec plus ou moins d'avantages ; il est aussi plus ou moins vif. Le seul plaisir qui convienne au vieillard, c'est le plaisir modéré ; il est le bien-être du cerveau : il consiste dans un état doux, agréable, d'aise, de contentement et de satisfaction, qui fait sentir et chérir l'existence ; une sensation pleine de charmes se répand, comme une vapeur légère, du centre épigastrique à tout l'organisme ; le cœur bat avec plus de force, la circulation est plus rapide, les joues se colorent, les traits s'épanouissent, les yeux brillent d'un plus vif éclat ; le sourire siége sur les lèvres, la respiration s'accélère ; la digestion, l'absorption s'activent ; la conception, l'intelligence augmentent ; les travaux de l'esprit deviennent plus faciles ; les idées sont nombreuses, riantes, variées. Le vieillard est porté à la douceur, la bienveillance, la pitié, aux affections douces et paisibles, comme la gaîté, la joie modérée, l'espérance et l'amitié.

Il faut que le plaisir soit modéré : s'il est extrême, il a des effets tout opposés ; il produit sur le cerveau une impression profonde ; il s'exprime, comme le chagrin, par des sanglots, par un resserrement à l'épigastre, par la pâleur du visage et le tremblement des membres. Combien n'a-t-on pas d'exemples de morts subites occasionées par une nouvelle heureuse et inattendue. La suspension de l'action du cœur et du cerveau est alors bien funeste. Si le plaisir modéré est souvent répété, il imprimera à l'organisme d'heureuses modifications ; la nutrition s'opérant avec énergie, un embonpoint plus ou moins marqué ne tardera pas à arrondir les formes ; les traits, épanouis, exprimeront le bonheur ; la couleur vermeille de la face attestera le bon état de la santé, d'où résultera cette expression de la physionomie désignée vulgairement sous le nom de *face de prospérité*. Toutes les passions douces satisfaites produisent les effets que nous venons de décrire.

Les passions tristes, au contraire, telle que la peine, la douleur, le chagrin, l'affection, la tristesse, l'abattement, le découragement font éprouver une douleur de tête remarquable, et un mouvement de resserrement et de constriction à l'épigastre, ralentissent la circulation et la respiration; l'appétit se perd, la chaleur animale et la nutrition sont diminuées, la figure se décolore, les traits se concentrent et ajoutent encore un degré de plus à la sévérité qui leur est propre. Les passions violentes, chez le vieillard, occasionent des troubles considérables dans les fonctions et dans la santé; elles usent promptement ce qui leur reste de forces vitales.

Examinons rapidement quelques-unes des principales, qui sont les plus dangereuses pour la vieillesse. L'orgueil, la fierté, la vanité non satisfaite peuvent occasioner les plus grands désordres; les ambitions de tous les genres, celles des honneurs, du pouvoir de la fortune, nous exposent aux mêmes dangers. La colère, la haîne, l'envie, passions justement regardées comme avilissantes, sont essentiellement nuisibles au vieillard; elles ne produisent jamais que de funestes effets. Il doit donc porter tous ses soins à régler ses penchans, plier son caractère sous le joug de la raison, et cultiver avec soin l'amour de l'ordre, surtout l'amour sacré de la liberté, de la patrie, de l'amitié, de la philantropie, de la bonté, etc., passions nobles et généreuses qui n'enflamment que les grandes âmes, et que ne peuvent seulement comprendre les hommes vils, nés pour la servitude et le despotisme.

L'époque à laquelle l'homme doit renoncer aux plaisirs de l'amour est, suivant M. *Georget* (Physiologie du système nerveux), vers sa cinquantième année; il prétend que l'homme alors peut atteindre et passer une vieillesse exempte d'infirmités, posséder les facultés intellectuelles, motrices et digestives, douées de force et d'énergie. Ce précepte est sans doute très-sage; cependant un organe ne doit pas être condamné au repos préférablement aux autres, quand l'homme jouit de l'intégrité de toutes ses facultés, qu'il n'a jamais fait abus des plaisirs de l'amour, qu'il est doué d'une constitution robuste, et qu'il ne se ressent nullement des indispositions ordinaires à la vieillesse. Ces plaisirs semblent alors doubler son existence, exciter et entretenir une douce harmonie dans les actions vitales.

*Coïtus modicus excitat*, a dit *Celse*. La modération veut encore imposer ici ses bons offices.

La modération est le trésor du sage ;
Il doit régler ses goûts, ses travaux, ses plaisirs,
Mettre un but à sa course, un terme à ses désirs.

On ne peut donc guère assigner de règles fixes sur l'âge où il n'est plus permis à l'homme de ceindre le myrthe.

La crainte de la mort est une autre passion dont se défendent bien peu les vieillards. Cette crainte est d'autant plus forte que l'affaiblissement de leurs fonctions et leurs infirmités, toujours croissantes, leur en font entrevoir l'époque plus prochaine. Aucune espèce de sentiment ne rend plus malheureux que celui-ci ; on ne jouit qu'en tremblant, on s'interdit tout, parce que tout peut servir de véhicule à la mort, sans songer que cette frayeur continuelle de perdre la vie la fait perdre souvent. Ceux qui vivent avec les vieillards, ou qui leur donnent des soins, doivent faire tous leurs efforts pour détourner leur imagination de sujets aussi tristes et éloigner, autant que possible, tout ce qui pourrait les y ramener. On leur cachera soigneusement la mort d'un parent, d'un ami du même âge qu'eux. Il est toujours cruel de rappeler aux personnes âgées qu'elles n'ont plus que quelques pas à faire pour arriver à la tombe. Le vrai moyen, le seul de remédier à la crainte de la mort, est de se familiariser avec son idée. Anacréon, sur les bords du tombeau, badinait encore avec les Grâces ; une joie innocente et pure réchauffait les glaces de son âge, en même temps qu'il couronnait de roses ses cheveux blancs.

Puisque la vie est un trajet,
Franchissons gaîment la barrière ;
Le plus sage est celui qui sait
De fleurs embellir sa carrière

Quoi de plus heureux, en effet, que celui qui, à force d'avoir contemplé de près et avec courage cet ennemi auquel on ne peut échapper, finit par le voir avec indifférence, et qui, au sein de la gaité, pense à la mort sans en être troublé! Pourquoi d'ailleurs redouterait-il un événement nécessaire pour tout ce qui a vie? Rien n'empêche jamais cette terminaison fatale.

La foule des humains est un faible troupeau
Qu'effroyable pasteur le Temps mène au tombeau.

# DEUXIÈME PARTIE.

J'ai consacré cette seconde partie à exposer rapidement les préceptes d'hygiène applicables à quelques maladies les plus communes à la vieillesse ; j'y fais voir l'indication de choses naturelles qui leur sont spécialement convenables et toujours plus certaines dans leurs actions contre ces diverses affections que tous les médicamens de la pharmacie. La première époque de la vieillesse est ordinairement saine, et beaucoup de personnes n'ont jamais joui pendant leur vie d'une meilleure santé que durant la verdeur de cet âge ; mais cet état heureux, plus ou moins prolongé, cesse enfin, et le vieillard, battu de toutes parts par les infirmités qui sont l'apanage de l'espèce humaine, obéit enfin à la loi commune.

Parmi les maladies qui affectent particulièrement les vieillards, les plus communes sont : l'apoplexie, le catarrhe, l'asthme, les calculs rénaux et vésicaux, le catarrhe vésicale, l'hydrocèle, les hémorrhoïdes, le rhumatisme, la goutte, les varices. Je ne parlerai ici ni de la prœsbytie ni de la surdité; j'ai donné dans la première partie les moyens de prévenir ou de modifier avantageusement ces maladies.

Je ne ferai l'histoire d'aucune d'elles en particulier; je me bornerai simplement à indiquer les différentes causes qui peuvent occasioner ces affections et les soins hygiéniques qu'on doit apporter pour les éviter.

## *Apoplexie.*

L'apoplexie de ἀποπλήττειν, *frapper, abattre*, est une affection qui entraîne la suspension plus ou moins complète de l'action des sens, de l'entendement et de la locomotion.

*Causes.* On devient apoplectique à l'âge principalement de soixante à quatre-vingts ans; et quoique tous les tempéramens puissent prédisposer à l'apoplexie, il en est cependant quelques-uns qui en sont plus spécialement affectés : ainsi les vieillards doués d'une constitution forte, d'un tempérament sanguin bien caractérisé, dont la peau est d'une teinte rose foncée, dont l'amplitude des vaisseaux et la saillie des muscles sont grandement prononcées, dont la poitrine est large, le cou gros et court, le visage plein et rouge, l'œil quelquefois injecté. Les causes prédisposantes sont : l'hiver, une saison froide et humide, des pluies abondantes, une chaleur humide après le froid, l'exposition à une haute température, un froid vif, une vie molle, oisive; la gourmandise et l'ivrognerie. Les causes efficientes sont : la continuation des causes précédentes, l'indigestion, le coït, les vives affections morales, principalement la colère; les études opiniâtres, les abus des narcotiques, la suppression du flux hémorrhoïdal, d'affections cutanées, la rétrocession de la goutte.

*Soins hygiéniques.* Les meilleurs moyens d'éloigner ces causes, c'est d'éviter avec soin tous les excès, en se familiarisant avec les sages préceptes de l'hygiène; éviter une atmosphère humide, l'impression continue des rayons solaires, les vêtemens étroits, la trop grande quantité de mets, l'abus de vins, de liqueurs, de café, la vie casanière, une forte contention d'esprit, les excès du coït, les emportemens de colère, une ambition déçue. Le vieillard prendra un exercice régulier; il montera souvent à cheval; il se tiendra les pieds chauds, le ventre libre : *pieds chauds, tête fraîche, ventre libre,* tels étaient les préceptes que l'illustre *Boërhaave* donnait aux personnes disposées à l'apoplexie. Enfin, il évitera tout ce qui pourrait déterminer l'afflux du sang vers le cerveau.

### *Catarrhe.*

Le catarrhe pulmonaire καταῤῥέος, de ῥέω, *je coule*, et de κατα, *en bas*, est une série d'affections propres à la membrane muqueuse des poumons, et dont le principal phénomène est l'écoulement au dehors d'une certaine quantité de liquides qu'elle exhale.

*Causes.* Le refroidissement subit de quelques parties du corps, spécialement de la poitrine et de la plante des pieds; un air froid et humide, le dégel; le passage subit du froid au chaud, l'exposition au vent du nord; l'application prolongée de vêtemens humides; les boissons glacées, lorsqu'on a chaud; l'abus des liqueurs alcoholiques, l'ivresse, l'intempérance, les exercices immodérés; la suppression d'évacuations habituelles ou d'une phlegmasie; émotions vives de l'âme, coup, chute sur le thorax; enfin un rhume négligé, qui en est la cause la plus fréquente chez les vieillards.

*Soins hygiéniques.* Les malades éviteront les variations brusques de la température atmosphérique; le passage subit du chaud au froid, de la sécheresse à l'humidité, car souvent la moindre cause a suffi pour occasioner des récidives fâcheuses. Cependant, sous prétexte de se soustraire à l'action du froid, ils ne devront pas rester constamment dans des appartemens très-chauds, ils deviendraient par là beaucoup plus sensibles aux intempéries; l'exercice en plein air, et par un temps sec, leur procurera le double avantage de les distraire, et de solliciter l'action de la peau. Ils vivront sobrement, ne prendront que des alimens sains d'une facile digestion; ils éviteront surtout les liqueurs alcoholiques. On leur recommandera de se vêtir chaudement, de porter sur la peau des gilets de flanelle, qui facilitent la transpiration : les frictions sèches, les bains secs, employés dans la même intention, seront aussi fort utiles.

### *Asthme.*

L'asthme ἆσθμα, de ἄω ἀσθμαίνειν, *haleter, respirer facilement*, est une affection dans laquelle la respiration est difficile, fréquente, haletante, comme dans la dyspnée.

*Causes.* Disposition particulière : impression d'un air froid, sec ou humide, lieux froids et humides; la compression de thorax, les excès dans l'usage des liqueurs alcoholiques et les alimens échauffans ; les climats où règne une température variable, la suppression de la transpiration, du flux hémorrhoïdal ; la répercussion d'une maladie exanthématique, la rétrocession de la goutte, et enfin tout ce qui peut produire l'accélération, la stase ou le refoulement du sang vers les viscères pectoraux; ainsi un exercice violent, la course, des efforts très-grands, etc... Les passions de l'âme produisent également le même effet, et rendent le plus souvent évidente la maladie qui existait déjà.

*Soins hygiéniques.* Les asthmatiques, ou ceux qui sont prédisposés à l'asthme, doivent se mettre en garde contre les brusques variations de l'atmosphère, le passage subit d'un air chaud à un air froid, ou d'un air sec à un air humide ; éviteront la fumée, la poussière, et les lieux étroits où se trouvent rassemblé beaucoup de monde. Des habits peu serrés, des couvertures légères, un lit incliné, leurs sont très-favorables; un régime simple et léger, des boissons aqueuses leur conviennent. Ils éviteront surtout les boissons fermentées, alcoholiques, et même le café et le thé, les épices ; ils entretiendront soigneusement la liberté du ventre, favoriseront l'excrétion de l'urine; une promenade lente, des exercices modérés sont fort avantageux. Les promenades à pied sans fatigue ou en voiture sur un terrain uni conviennent très-bien. Il importe aussi qu'ils soient à l'abri de toutes passions vives, et qu'ils soient en garde contre tout ce qui peut les exciter et troubler cet état de calme qui leur est si favorable.

*Calculs rénaux et vésicaux.*

*Causes.* Celles qui prédisposent à ces maladies sont : l'âge mûr, le sexe masculin, l'habitation dans les climats humides et tempérés, une vie sédentaire. L'acide urique forme la plupart des calculs rénaux et vésicaux, et cet acide manquant dans l'urine des herbivores, on a regardé comme la cause la plus certaine de la formation de ces calculs l'usage trop abondant de substances alimentaires azotées. Chez quelques vieillards, l'usage des végétaux acides, tels que l'oseille, ou préparés avec des acides, développent dans l'urine des sels cristallisables.

*Soins hygiéniques.* Pour prévenir le développement de ces calculs, il serait important de connaître leur composition. Le plus sûr préservatif contre ceux qui sont formés d'acide urique doit être la diète végétale; on peut y joindre avec avantage l'emploi des solutions alcalines, propres à saturer l'acide urique, et à former avec lui un sel soluble; ainsi les carbonates de chaux, de magnésie, de potasse, de soude, seront choisis de préférence. Ces deux derniers sels sont plus actifs que les deux premiers; mais aussi ils sont d'un emploi plus dangereux, car ils peuvent déterminer l'inflammation de la membrane muqueuse gastro-intestinale. L'eau alcaline gazeuse, les pastilles de *Darcet*, composées de bi-carbonate de soude, sont d'un usage assez répandu; on peut employer aussi les eaux minérales, acidules et gazeuses : telles sont celles de *Contrexeville*, de *Seltz*, etc., etc. Le vin de Champagne, étendu d'eau, où mieux encore une bière légère.

### *Catarrhe vésical.*

La maladie que nous appelons ainsi a pour l'un des symptômes les plus essentiels le flux d'une humeur épaisse et gélatineuse sécrétée par la surface interne de la vessie.

*Causes.* Cette affection est commune dans les pays où l'atmosphère est souvent chargée d'eau, dans ceux qui sont traversés par plusieurs fleuves, rivières, canaux ; dans ceux où l'écoulement des eaux de pluie est difficile ; où les habitations sont entourées, pendant toute l'année, de mares, que les chaleurs d'un été trop court ne peuvent jamais tarir; dans les villes baignées par la mer. Cette maladie attaque de préférence les vieillards qui font un usage excessif de nourriture très-azotées, de viandes, de poisson et de liqueurs fermentescibles ou alcoholisées. Une condition, qui certainement favorise beaucoup les autres prédispositions au catarrhe de la vessie, et si même on ne peut la considérer comme une cause, c'est l'immobilité dans la station assise ; aussi les gens de lettres en sont-ils la plupart atteints, les tailleurs, les cordonniers, etc., etc. Les urines, en s'amassant dans la vessie, peuvent, par leur quantité ou leur qualité, déterminer l'inflammation de la membrane muqueuse. Les causes les plus prochaines qui peuvent produire cette maladie sont : un changement brusque de température du chaud au froid, l'usage d'une boisson à la glace pendant que le corps est en sueur, l'abus de médicamens diurétiques, la rétention prolongée et complète des urines, le déplacement d'une affection arthritique ou rhumatismale, d'une éruption dartreuse ou autres.

*Soins hygiéniques.* Le malade atteint de catarrhe vésical habitera, autant que possible, un lieu sec et élevé, exposé au soleil et balayé par les vents; il doit éviter avec soin l'air chargé de vapeurs aqueuses du matin ou du soir; en général, toute humidité, soit qu'elle vienne des localités ou de l'atmosphère. Ses vêtemens seront toujours bien séchés avant d'être revêtus ; les habits de laine seront surtout convenables. Les alimens seront tous pris dans la classe des corroborans et des toniques ; ainsi il usera sobrement d'une nourriture substantielle et d'un vin vieux tonique, tel que celui de Bordeaux. Il faut, au moindre besoin, évacuer les urines; ainsi le matin, au réveil, on peut faire quelques tours de chambre avant d'uriner ; ce léger mouvement peut favoriser le mélange des mucosités avec les urines, et empêcher le dépôt calcaire. Si, après un premier jet, les urines cessent de couler tout d'un coup, il faut défendre les violens efforts pour uriner ; une petite secousse, un changement de position peuvent beaucoup mieux rétablir l'excrétion.

### *Hydrocèle.*

L'hydrocèle, de ὕδωρ, *eau*, et de κήλη, *tumeur*, est une collection de sérosité dans les bourses, qui est le résultat de l'irritation de la membrane séreuse : on doit éviter tout ce qui peut produire cette irritation ; les contusions, les froissemens, la compression des bourses et des testicules. Les cavaliers et les matelots y sont très-exposés. Elle se manifeste aussi très-souvent après l'immersion du corps dans l'eau froide, lorsqu'il est échauffé ; d'autres fois elle se développe après les fièvres exanthématiques : la goutte et le rhumatisme peuvent y donner lieu.

Chez les vieillards, il est bon de n'employer qu'une cure palliative : elle consiste à évacuer la sérosité amassée dans la tunique vaginale au moyen d'une ponction ; on est obligé de renouveler cette petite opération toutes les fois que la poche se remplit de nouveau. On doit se borner à ce simple traitement lorsque les individus sont faibles et très-avancés en âge, que leur teint est jaune et plombé ; lorsqu'ils sont sujets à des douleurs arthritiques ou rhumatismales, enfin lorsque l'hydrocèle est très-volumineuse. L'affection la plus simple est, en effet, sérieuse pour les vieillards ; et l'on doit bien se garder de provoquer une inflammation, maladie qui, chez eux, n'offre pas une marche constante et régulière comme chez les adultes.

*Hémorrhoïdes.*

Les hémorrhoïdes, de αἱμοῤῥοις, de αἷμα, *sang*, et ῥέω, *je coule*, sont des tumeurs produites par le gonflement des veines de l'anus ou de l'intérieur du rectum, soit que ces tumeurs donnent ou ne donnent pas de sang.

*Causes.* Les plus ordinaires sont le tempérament sanguin et bilieux, la bonne chère, l'usage abusif des salaisons, des épices, des alcoholiques, des vins spiritueux, du café, le passage subit d'une vie active à l'oisiveté, l'abus des purgatifs, et surtout l'aloès; l'habitude d'être toujours assis, l'application fréquente de sangsues à l'anus, la suppression d'une hémorrhagie accoutumée; la tristesse, la constipation, les violens efforts souvent répétés pour aller à la selle ou pour rendre les urines, les nombreux lavemens pris trop chauds; l'exercice à pied trop excessif; l'équitation fréquemment répétée, et surtout quand le trot du cheval est dur : les gens de lettres y sont très-sujets, parce que chez eux l'endurcissement des matières fécales est très-fréquent et qu'ils ont d'ailleurs les fesses presque constamment comprimées, irritées ou échauffées par le siége sur lequel ils reposent.

*Soins hygiéniques.* Les hémorrhoïdes, dans leur état de simplicité, et si la perte de sang qu'elles occasionent n'est pas excessive, sont plutôt une condition de la conservation de la santé qu'une affection grave; mais l'hémorrhoïdaire doit observer un régime. Il évitera d'abord tous les alimens stimulans, toutes les liqueurs échauffantes, il se gardera de rester long-temps assis, surtout sur des corps mollets; il se livrera modérément à la promenade : l'exercice facilite l'expulsion des matières fécales et prévient la constipation. L'équitation lui est nuisible; il évitera de se livrer à la colère : si la constipation est opiniâtre, on réitérera les lavemens; il boira de l'eau de pruneau, du petit-lait, de la limonade, etc.; il fera usage de fruits bien mûrs;

des lotions froides à l'anus et des bains de siége frais lui conviennent également. Si les hémorrhoïdes se suppriment trop promptement, et donnent lieu à d'autres indispositions, il faut avoir recours aux bains de siége chauds, aux pédiluves, à une application de sangsues, à des suppositoires irritans et aloétiques.

### *Rhumatisme.*

Le rhumatisme de ῥεῦμα, dérivé lui-même de ῥέω, *je coule*, est une maladie qui est principalement caractérisée par des douleurs plus ou moins vives, accompagnées ou non de fièvres, douleurs qui paraissent avoir leur siége dans les muscles, leurs annexes et les articulations, qui se déplacent avec la plus grande facilité, et ont une tendance manifeste à se reproduire chez les personnes qui les ont une fois éprouvées.

*Causes.* Cette maladie s'observe en général chez les individus forts, robustes, d'un tempérament sanguin ou bilieux, sans cependant ménager toutefois les personnes cacochymes, faibles, lymphatiques, nerveuses. Une idiosyncrasie spéciale, impossible à caractériser, y dispose certains sujets. Les vicissitudes atmosphériques, les transitions brusques du chaud au froid, constituent sans contredit la cause la plus commune du rhumatisme; aussi cette affection est très-fréquente dans les pays froids et humides, dans les lieux environnés de marécages, entrecoupés de canaux, chez ceux qui habitent des vallées, des maisons nouvellement construites, le rez-de-chaussée, ou des appartemens traversés par des courans d'air. On s'expose encore à contracter cette maladie en ne changeant pas de vêtemens lorsque le corps est en sueur, en substituant trop tôt les habits d'été à ceux d'hiver, en se livrant au sommeil sur la terre humide, en avalant imprudemment des boissons froides, le corps étant échauffé. Il se développe plus fréquemment sous l'influence de l'automne et du printemps. On admet encore, comme cause de rhumatisme, la suppression d'un écoulement naturel, de la sueur ; il en est de même des écarts de régime. Un exercice violent, une course forcée, chez une personne qui vit habituellement dans l'oisiveté, toutes les passions vives, le chagrin, la colère, ont dans quelques cas donné naissance au rhumatisme.

*Soins hygiéniques.* Les meilleurs conseils qu'on puisse donner pour se prémunir contre cette maladie sont d'éviter toutes les causes que nous venons d'énumérer, et c'est à l'homme sage et prudent, riche d'une longue expérience, à apprécier ce qui peut lui donner de véritables sujets de crainte, et à se mettre en garde contre tout ce qui peut occasioner cette maladie. L'hygiène peut, si l'on est atteint de rhumatismes, interposer encore ici ses bons effets, et fournir souvent d'excellens moyens de guérison. La chaleur est surtout l'un des agens qu'on emploie le plus fréquemment, soit seule, soit combinée avec la lumière, l'eau, ou des vapeurs aromatiques. Des frictions auprès d'un feu vif et pétillant, des bains tièdes, des bains de vapeurs, des douches sèches et chaudes, sont aussi de bons moyens. Le malade doit être mis à un régime alimentaire très-peu nourrissant, aux boissons délayantes et légèrement diaphorétiques : la meilleure est le petit-lait nitré.

### *Goutte.*

Le mot *goutte* tire son origine d'une hypothèse des anciens, dans laquelle on attribuait cette maladie à une humeur distillée goutte à goutte dans les articulations. On regarde généralement la goutte, aujourd'hui, comme une inflammation de tissus fibro-séreux des articulations, commençant le plus souvent par le gros orteil, récidivant avec facilité, et toujours précédé d'une irritation qui siége ordinairement dans le tube intestinal.

*Causes.* Les individus robustes, pléthoriques et gras, ceux dont la poitrine est large, les viscères énergiques sont spécialement affectés de goutte : l'habitation dans les lieux froids et humides, l'habitude de se vêtir légèrement, le défaut d'exercice, les passions tristes, les jouissances trop répétées, l'usage habituel de liqueurs spiritueuses, les alimens fortement assaisonnés, une nourriture trop succulente, l'abus des plaisirs, les affections vives et pénibles. On a donc pu dire avec raison que Bacchus en était le père, Vénus la mère, et la colère l'accoucheuse. La suppression de la transpiration, la répercussion imprudente d'affections cutanées ; le froid soudain des pieds après la sueur, peuvent déterminer la goutte. Remarquons que la majeure partie de ces causes agit en irritant l'estomac ; et on ne sera pas surpris si on réfléchit aux nombreuses sympathies qui unissent ce viscère et les articulations, sympathies prouvées par la réaction des phlegmasies de l'estomac sur les articulations, et *vice versâ*, des articulations sur le tube digestif.

Il y a encore beaucoup de médecins qui pensent que la goutte est héréditaire. Pour expliquer la transmission héréditaire de la goutte, ceux qui n'ont pas reconnu, avec *Barthez*, un état goutteux spécifique des humeurs, ont en revanche admis, comme cet auteur, une constitution goutteuse propre, c'est-à-dire une constitution qui dispose à la goutte. Les enfans apportent en naissant une organisation qui les dispose aux mêmes affections que leurs parens ; c'est de cette manière que l'on conçoit aujourd'hui l'hérédité de presque toutes les maladies, et l'on n'admet plus ces virus, ces gourmes dont les anciens avaient peuplé l'économie, et qu'ils supposaient attendre une circonstance favorable pour se développer. La goutte n'est donc héréditaire que dans ce sens que le fils a souvent la même conformation que son père. Mais cette similitude d'organisation n'étant qu'une prédisposition, ne le destine pas nécessairement à être victime de la goutte ; il faut, pour qu'elle ait lieu, qu'il reste soumis aux causes et aux influences qui ont agi sur l'auteur de ses jours (1).

(1) Les enfans du riche héritent de la goutte avec la fortune de leur père ; mais qu'ils soient déshérités, ils n'auront point la goutte.

*Soins hygiéniques.* On peut se soustraire à la goutte ou à un accès, lorsqu'on en a déjà été atteint, par un usage convenable de moyens hygiéniques. Ainsi, on recommande d'éviter le froid et l'humidité, de se vêtir chaudement, et de porter de la flanelle sur la peau, surtout sur les extrémités inférieures. On doit observer un régime simple et léger, composé de viandes blanches, de végétaux dont la digestion soit facile. L'expérience a constaté l'efficacité de la diète lactée et de la diète végétale. L'eau, les liqueurs aqueuses rafraîchissantes sont l'unique boisson convenable ; la promenade, l'exercice du cheval, le mouvement communiqué par une voiture, sont fort avantageux.

Goutte bien tracassée
Est à demi-pansée,

a dit La Fontaine. Ces exercices, pris avec modération, agissent en déplaçant les irritations internes, et en rappelant les forces vers l'intérieur du corps. Enfin, le malade doit fuir les passions, les affections tristes, les méditations profondes, et tout ce qui trouble la tranquillité de l'âme. Lorsque, malgré ces précautions, l'irritation, prélude des accès, paraît dans les voies digestives, on la combat par la diète et les boissons émollientes. Le régime que nous venons d'indiquer suffit pour se prémunir contre la goutte, et en prévenir le retour, lorsqu'il n'y a encore eu qu'un petit nombre d'attaques ; et s'il s'est déjà établi une habitude de souffrances dans les articulations, la persévérance dans son emploi rend toujours les accès subséquens moins longs et moins douloureux. Il faut surtout rejeter ces médicamens empiriques qu'on n'a pas craint de proposer comme des préservatifs de grande énergie. Il y a quelques années, la renommée publia les cures merveilleuses opérées par le remède du sieur *Pradier ;* le temps et l'expérience en ont fait justice : s'il soulage quelquefois, plus souvent peut-être il augmente les douleurs. Il n'y a point, et il ne peut y avoir de remède secret pour sa guérison. Il y a vingt siècles que Lucien avait établi cette vérité, en personnifiant la goutte, et en la faisant ainsi discourir aux imposteurs qui se vantent de posséder des secrets qui lui sont contraires :

« Qui ne connaît pas la mère des douleurs, l'indomptable goutte, née pour tourmenter les malheureux mortels? Rien ne peut apaiser mon couroux, ni le sang des victimes immolées sur mes autels, ni la fumée de l'encens, ni les plus riches offrandes, tous les efforts d'*Apollon*, le médecin des dieux, et ceux de son fils, le savant *Esculape*, sont inutiles contre moi. De tous temps les hommes ont travaillé à se dérober aux traits de ma colère; encore aujourd'hui ils n'oublient rien pour cela. Il n'est sorte de moyens qu'ils ne mettent en usage; ils préconisent tous les végétaux qui couvrent la terre; ils ont recours aux os, aux nerfs, à la peau, à la graisse, au sang, à la moelle, au lait, et même aux excrémens des animaux. Quel métal, quel suc d'herbe, quelle gomme ne mettent-ils pas en usage? Tous ces gens-là ne sont que des insensés qui ne font qu'irriter ma colère : aussi je les traite sans miséricorde; mais pour ceux qui n'entreprennent rien contre moi, j'en use avec indulgence et bonté à leur égard. »

### *Varices.*

On donne ce nom à une dilatation de veines produite par l'accumulation du sang dans leur cavité. Les plus exposées à cette dilatation sont les veines superficielles, particulièrement celles des membres inférieurs. A la vieillesse appartient encore plus spécialement cette affection.

*Causes.* Les personnes obligées par leur état à se tenir debout, l'embonpoint excessif, l'obésité, la compression exercée par la jarretière, les contusions qui altèrent le tissu des veines, un centre d'irritation sur le trajet d'une veine, enfin toutes les causes débilitantes.

*Soins hygiéniques.* Le vieillard ne saurait prendre trop de précautions pour se soustraire à cette maladie; il devra éviter toutes les causes qui pourraient y donner lieu. Ainsi, il ne restera pas debout trop long-temps; il n'y restera qu'autant que cette position sera utile aux actions particulières et à l'exercice; aucune compression ne gênera le cours du sang vers les genoux et les aines ; il prendra quelquefois des lavemens pour nettoyer les gros intestins, et prévenir la constipation, cause assez commune de cette maladie.

L'œdème qui accompagne assez fréquemment la dilatation variqueuse des veines, paraît provenir autant de la compression mécanique qu'éprouvent les vaisseaux absorbans que de l'inflammation chronique qui est entretenue dans les parties voisines par la maladie elle-même. A mesure que les varices grossissent, et surtout lorsque les veines dilatées se réunissent en tumeur, les membres se gonflent, et deviennent œdémateux plus ou moins, suivant l'étendue de la maladie et le temps depuis lequel elle dure. La nature et les causes de cette maladie, lorsqu'elle existe, étant souvent inconnues, on peut dire avec raison qu'il n'existe pas de méthode certaine pour guérir les varices proprement dites ; cependant l'expérience prouve qu'une compression méthodique et permanente peut retarder les progrès de la dilatation variqueuse des veines et du gonflement œdémateux. On a employé, à cet effet, un bas de peau de chien ou de toile écrue, qui, n'ayant pas une compression égale et continue, donnent lieu souvent à la réapparition des varices ; la douleur revient, et l'œdème, et l'inflammation se reproduisent. C'est pour obvier à cet inconvénient que M. le docteur *Thibout*, mon collègue et mon ami, a présenté récemment à l'Académie et à la Faculté de médecine une toile élastique de son invention, qui peut servir à faire des bas d'une seule pièce, dont l'élastique est circulaire, et qui comprime exactement le membre dans toute sa longueur : mais laissons-le parler lui-même.

« Jusqu'à ce jour on a employé pour la compression des varices des bas de peau de chien ou de toile écrue, qui ont l'inconvénient de ne pas se mouler exactement sur la partie, de n'offrir qu'un faible degré d'élasticité. Si les malades restent dans l'inaction, la compression refoule les fluides, le bandage se trouve trop large ; alors il ne sert plus à rien. Si, au contraire, ils marchent, les parties se gonflent, se trouvent alors très-serrées, et font naître de la douleur. De là une alternative de malaise et d'irritation. Si l'on continue pendant long-temps une compression forte, et que les malades restent dans l'inaction, les membres, ainsi comprimés, s'amoindrissent et perdent de leur force ; que la compression cesse ensuite et que les malades se livrent au moindre exercice, il arrivera bientôt après du gonflement, de la rougeur, et le plus léger accident déterminera des déchirures qui dégénèrent souvent en ulcères rebelles.

« Pour obvier à ces inconvéniens, j'ai imaginé un bas d'une seule pièce, dont l'élastique est circulaire, qui comprime exactement le membre dans toute sa longueur, sans y déterminer aucune gène ; qui obéit, par son élasticité, au gonflement de la jambe si l'individu est obligé de marcher, et se resserre si la tuméfaction est diminuée, de manière qu'il y a toujours une compression plus ou moins forte, et qui empêche les vaisseaux dilatés de se rompre. Dans les engorgemens œdémateux des membres, je substitue au bandage circulaire un appareil plus ou moins large, plus ou moins long, suivant l'étendue du membre, qui comprimera d'une manière uniforme, sans géner, ou presque pas, la circulation. »

FIN.

## HIPPOCRATIS APHORISMI.

I.

Senes facillimè jejunium ferunt; secundò ætate consistentes, minimè adolescentes, omnium minimè pueri; ex his autem, qui inter ipsos sunt alacriores. *Sect.* 1, *aph.* 2.

II.

Senes ut plurimùm quidem juvenibus minùs ægrotant, quicumque verò ipsis morbi fiunt diuturni, plerumque commoriuntur. *Sect.* 2, *aph.* 39.

III.

Raucedines et gravedines in valdè senibus non coquuntur. *Ibid.*, *aph.* 40.

IV.

Qui naturâ sunt valdè crassi, magis subitò moriuntur quam graciles. *Ibid.*, *aph.* 44.

V.

Consueti solitos labores ferre, etiamsi fuerint debiles, aut senes, insuetis, robustis licet et juvenibus, faciliùs ferunt. *Ibid.*, *aph.* 49.

VI.

Senibus autem spirandi difficultates, catarrhi, tussiculosi, stranguriæ, dysuriæ, articulorum dolores, nephritides, vertigines, apoplexiæ, mali corporis habitus, pruritus totius corporis, vigiliæ, alvi, et oculorum et narium humiditates, visûs hebetudines, glaucedines, auditûs gravitates. *Sect.* 3, *aph.* 31.

www.ingramcontent.com/pod-product-compliance
Lightning Source LLC
La Vergne TN
LVHW011958160826
845678LV00002B/609

* 9 7 8 2 3 2 9 6 7 0 9 9 7 *